ELISA FEENDERS

Der BACHBLÜTEN Guide

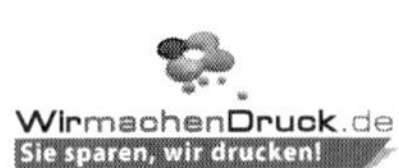

Alle Ratschläge in diesem Buch wurden vom Autor und vom Verlag sorgfältig erwogen und geprüft. Eine Garantie kann dennoch nicht übernommen werden. Eine Haftung des Autors beziehungsweise des Verlags für jegliche Personen-, Sach- und Vermögensschäden ist daher ausgeschlossen.

Email: info@edition-lunerion.de
www.edition-lunerion.de

Psiana eCom UG
Berumer Str. 44
26844 Jemgum

Inhalt

I Die Kraft der Blüten

Einführung in die Welt der Bachblüten

Während unserer Lebenszeit auf der Erde durchläuft jeder von uns einen komplexen Prozess der Selbstbeobachtung und Selbsterkenntnis. Wir lernen neue Dinge, erweitern unsere Fähigkeiten und meistern Herausforderungen. Die Erfahrungen, die der Mensch macht, reichen von subtil bis hin zu vielschichtig, denn wir können sowohl von einem Regentropfen lernen, der auf die Wasseroberfläche fällt und sich in der Weite des Ozeans auflöst, als auch von einem schwerwiegenden zwischenmenschlichen Konflikt, der uns an unsere scheinbaren Grenzen treibt. So oder so steckt das Leben voller Überraschungen und Krisen, die es zu überwinden lohnt, denn wir können dabei viel über uns selbst lernen. Immer wieder werden wir dazu inspiriert und motiviert, über uns hinauszuwachsen und uns selbst zu entfalten. Die daraus gewonnenen Erkenntnisse sind das, was persönliches Wachstum erst möglich macht.

Dies ist ein Prozess, den wir das „Leben" nennen und dem niemand entrinnen kann. Kein Mensch ist in der Lage, die Erfahrungen zu kontrollieren, die er durchlebt und an denen er wachsen darf. Doch worauf er einen Einfluss hat, ist sein Umgang mit diesen. Ob er einer bestimmten Situation mit Groll, Angst und Widerstand entgegensteht, wird ein anderes Ergebnis hervorbringen, als wenn er dem Ganzen mit Offenheit, Akzeptanz und Frieden begegnet. Nur ist dies nicht immer leicht. Wenn man vom Partner angeschrien wird oder der Chef die eigene Arbeit vor den Augen der Kollegen kritisiert, ist es keineswegs ein Kinderspiel, einen kühlen Kopf zu bewahren, indem man gelassen und zuversichtlich bleibt. Stellen Sie sich vor, Sie könnten sich in genau diesen schwierigen Momenten, in denen Sie sich aus Ihrer Balance geworfen fühlen, selbst unterstützen. Stellen Sie sich vor, Sie könnten die Natur um Kraft und Beistand in der Krise bitten und einen Weg finden, konstruktiver mit Problemen umzugehen und sich selbst im Leben besser zu entfalten.

Hier kommen die Bachblüten ins Spiel. Auf die eine oder andere Weise durchlebt jede Persönlichkeit ihre ganz eigenen Herausforderungen, ob in Form innerer Konflikte oder körperlicher Krankheiten. Auch wenn wir dies nicht vermeiden können, so haben wir doch durchaus die Möglichkeit, die Kraft der Pflanzen für uns zu nutzen, um uns selbst in schweren Zeiten zu unterstützen. Die sogenannten Bachblüten umfassen insgesamt 38 Essenzen, die aus bestimmten Blüten hergestellt werden, denen konkrete Eigenschaften nachgesagt werden. Entdecker dieser Fähigkeiten war der englische Arzt Dr. Edward Bach, der sein Name für die Bezeichnung der *Bach*blüten hergab. Er erkannte, dass die Heilkräfte, die durch die konzentrierten Blütenessenzen auf den Anwender übergehen, ausgleichend und wohltuend auf die Seele des Menschen wirken.

Blüten können wahrlich als Krönung bezeichnet werden. Die Natur übertrifft sich jedes Mal selbst, wenn sich eine neue Knospe der Welt öffnet und sich der volle Umfang ihrer Schönheit offenbart. Kaum ein Auge kann sich ihrer leuchtenden Farben entziehen – ihr Anmut ist so betörend wie ihr Duft, der ein ganzes Feuerwerk an Empfindungen in jedem Lebewesen auslöst, das in seinen Genuss kommen darf. Wie magnetisch zieht die Blüte den Betrachter an, der sich tief im Zentrum der Augenweide vergraben will und mit einem tiefen, vollen Atemzug das Bouquet an Wohlgerüchen in sich aufsaugt. Blüten bringen die Schönheit und Vollkommenheit der Natur auf eine beeindruckende Weise zum Ausdruck, jede einzelne ist ein Kunstwerk für sich, dessen Attraktion in seiner Einmaligkeit und Vergänglichkeit liegt. Sie sind nach Dr. Edward Bach nicht nur wunderschön anzusehen, sondern ihnen wohnt eine mindestens genauso beeindruckende Kraft inne, die jeder – auch Sie – für sich selbst und sein Leben nutzen kann. Doch was genau umfasst die Bachblütentherapie eigentlich? Wie ist sie entstanden und welche Wirkungsweise liegt ihr zugrunde? Lassen Sie uns gemeinsam auf eine Reise in die faszinierende Welt der Bachblüten gehen und erkunden, was sich hinter dieser einzigartigen Therapie verbirgt, die die imposante Schönheit der Blüten mit einem auf Heilung ausgerichteten Aspekt verbindet.

„Lasst euch nicht durch die Einfachheit der Methode von ihrem Gebrauch abhalten, denn je weiter eure Forschungen voranschreiten, umso mehr wird sich euch die Einfachheit aller Schöpfung erschließen."
- Dr. Edward Bach -

Die Entstehung der Bachblütentherapie

Das Wissen um die Kraft der Natur wurde seit jeher in jedem von uns bewahrt

Die Heilkraft der Natur ist kein neues Konzept, das mit der modernen Zivilisation geboren wurde. Nein, denn das Wissen um die Bedeutung der Pflanzen ist tief in den Lebewesen verankert, die die Erde als ihre Heimat bezeichnen – und zwar in *allen*. Bereits zu Zeiten, in denen sich unsere frühesten Vorfahren um ein Feuer sammelten, um sich zu wärmen, und noch in der Natur dem Sammeln und Jagen der Nahrung widmeten, bemerkten diese bereits, wie sich verletzte Tiere intuitiv an Orte begaben, an denen bestimmte Kräuter wuchsen, die ihre Heilung beschleunigten. So erzählen uns uralte Überlieferungen von Kulturen auf der ganzen Welt, wie spezifische Pflanzen als frische

Gaben, als Aufguss, in Form von Ölen oder Essenzen verabreicht wurden, um eine gewünschte Wirkung im Organismus hervorzurufen.
Die Kräuterheilkunde wurde bereits von großen Persönlichkeiten wie Hippokrates oder Hildegard von Bingen verbreitet. Die Menschheit profitiert noch heute von ihrem komplexen Wissen, das aus der Antike und dem Mittelalter bis heute überlebt hat.

Die Homöopathie: Inspiration für die spätere Entstehung der Bachblütentherapie

Während einige Vertreter der Kräuterkunde bestimmte Teile der Pflanzen, wie Wurzeln, Stängel, Blätter oder Blüten, aufbereiteten und Kranken zur oralen Einnahme oder zur äußeren Anwendung verschrieben, ging der Begründer der Homöopathie, Samuel Hahnemann, im 18. Jahrhundert einen Schritt weiter und erzielte bei seinen Patienten selbst dann beeindruckende Ergebnisse, nachdem er die Tinkturen bestimmter Pflanzen extrem stark verdünnte, sodass kaum noch Atome der ursprünglichen Pflanze nachgewiesen werden konnten – wir sprechen hier von einer Verdünnung von bis zu 1 zu 1 Quintillion – eine Zahl mit 30 Nullen. In den sogenannten Globuli befindet sich tatsächlich nur noch ein kaum messbarer Anteil an „Inhaltsstoffen" der jeweiligen Pflanzen. Diese kleinen, weißen Kügelchen stellen lediglich die Trägersubstanz für homöopathische Wirkstoffe dar, denn sie bestehen aus einfachem Rohrzucker, der nur mit bestimmten hochverdünnten homöopathischen Substanzen benetzt wurde. Damit zeigte Samuel Hahnemann auf, dass allein die energetischen Informationen der Arznei, die auf die Globuli übertragen wurden, heilende Wirkungen auf den lebenden Organismus haben können, selbst dann, wenn keine Inhaltsstoffe nachweisbar und messbar sind.

Exkurs: Das Leben des Samuel Hahnemann

Christian Friedrich Samuel Hahnemann erblickte am 10. April 1755 in Meißen das Licht der Welt. Bereits in seinen jungen Jahren offenbarte er sein Talent für Sprachen, Chemie und Technik, sodass er mit 15 Jahren ein Stipendium für die Fürstenschule St. Afra in seiner Geburtsstadt erhielt. Sein großer Traum war es, Medizin zu studieren, doch bei der Finanzierung des Studiums musste er kreativ werden, denn seine Familie galt als verarmt. Mit 20 Jahren konnte er sich seinen Wunsch erfüllen, indem er ein weiteres Stipendium für ein Medizinstudium in Leipzig erhielt. Während dieser Jahre war ihm das vermittelte theoretische Wissen nicht genug, weshalb er an die Wiener Universität wechselte, wo es ihm möglich war, auf praktische Weise der Medizin näherzukommen. Er durfte den Primärarzt und ärztlichen Direktor eines Krankenhauses bei Untersuchungen begleiten und konnte so einem erfahrenen Mediziner über die Schultern gucken. Dieser verschaffte ihm daraufhin eine Stelle als Hauslehrer, Bibliothekar und Leibarzt. Nachdem Samuel Hahnemann 1779 erfolgreich promovierte, gründete er eine Arztpraxis in Hettstedt, wobei er nebenbei seinen Wissensschatz durch eine Ausbildung in praktischer Pharmazie in Dessau erweiterte. Dort lernte er seine spätere Frau kennen, mit der er insgesamt 11 Kinder zeugte.

Um die Existenz seiner wachsenden Familie zu sichern, arbeitete Samuel Hahnemann neben seiner ärztlichen Tätigkeit auch als Chemiker, Übersetzer und Schriftsteller, wodurch er zunehmend mehr Wissen im chemischen, medizinischen und psychotherapeutischen Kontext erlangen konnte. Die Informationen, die er dadurch gewann, veranlassten ihn dazu, einen Selbstversuch zu starten: Durch die malariaähnlichen Symptome, die er nach der Einnahme eines bestimmten pflanzlichen Bestandteils, der Chinarinde, verspürte, erkannte er, dass heilende Arzneien bei einem gesunden Menschen jene Erscheinungen hervorrufen, die Mediziner bei einem kranken Menschen heilen wollen. Darin lag die Geburtsstunde der Homöopathie.

Je mehr Forschung der deutsche Arzt in diese Richtung in den kommenden Jahren unternahm, desto weniger konnte er sich mit der klassischen Schulmedizin identifizieren. Er kam zu dem Schluss, dass diese die Selbstheilungskräfte ignorieren, den Körper sogar schwächen und Beschwerden oftmals noch verschlimmern würde.

Nachdem er 1796 seine Ähnlichkeitsregel aufstellte und sein Wissen 1810 in seinem Werk „Organon der rationellen Heilkunde" bezüglich der Homöopathie veröffentlichte, eröffnete er 1828 eine sehr erfolgreiche Praxis, die ganz im Sinne seiner Ansichten geführt wurde. Nach einem Umzug nach Paris, wo er eine weitere äußerst erfolgreiche Praxis gründete, behandelte er auch dort einige prominente Persönlichkeiten. Mit 88 Jahren verstarb Samuel Hahnemann schließlich am 2. Juli 1843 in Paris und hinterließ dieses wertvolle Wissen der klassischen Homöopathie.

Die Homöopathie ist eine alternative Behandlungsmethode, die aufgrund der starken Verdünnung der Arzneimittel auf besonders sanfte Weise wirkt. Sie beruht auf dem sogenannten **Ähnlichkeitsprinzip**, das besagt, dass Substanzen, die bei gesunden Menschen Symptome auslösen würden, in hoher Verdünnung bei daran erkrankten Patienten zur Heilung eingesetzt werden können. Der Begründer der Homöopathie brachte dies folgendermaßen auf den Punkt:

„Ähnliches möge durch Ähnliches geheilt werden."
- Samuel Hahnemann -

Die homöopathischen **Potenzen** haben den Zweck, gezielte Reize im Organismus zu setzen, die die körpereigenen Selbstheilungskräfte zu aktivieren und so das natürliche ganzheitliche Gleichgewicht im Menschen wiederherzustellen. Der Begriff „Potenz" ist auf die Herstellung der homöopathischen Mittel zurückzuführen. Der Prozess der Potenzierung beschreibt den Vorgang, bei dem die Urtinktur in mehreren Schritten mit Milchzucker verrieben oder mit Alkohol verdünnt wird, wodurch gemäß der homöopathischen Lehre die Wirkung des ursprünglichen Arzneistoffes verstärkt wird – er wird „potenziert". Dabei gibt es unterschiedliche Potenzen, die mit „C", „D", „LM" und „Q" sowie Zahlen bezeichnet werden. Diese Angaben geben Aufschluss darüber, wie häufig verdünnt und potenziert wurde. So steht zum Beispiel das „D" für „Dezimale", was bedeutet, dass das homöopathische Mittel in einem Verhältnis von 1 zu 10 mit Alkohol verdünnt wurde. Die Zahl hinter dem Buchstaben gibt an, wie viele Potenzierungen nach jedem Schritt der Verdünnung vorgenommen wurden. Bei einer D200-Potenz zum Beispiel wurde die Ursubstanz 200-mal potenziert, wodurch sie intensiver wirkt als zum Beispiel eine D12-Potenz.

Schließlich war es Dr. Edward Bach, der im Jahr 1928 seine ersten Erfahrungen mit Blütenessenzen machte, die sich später zu einer Therapieform entwickeln sollten und bis zum heutigen Tag Bestand haben.

Das Leben des Dr. Edward Bach und die Entdeckung der Bachblüten

Edward Bach wird am 24. September 1886 in England nahe der Stadt Birmingham in eine walisisch abstammende Familie geboren. Nach seiner schulischen Ausbildung war er zunächst als Lehrling im Familienbetrieb seiner Eltern, einer Messinggießerei, tätig, wobei er bereits die ersten Verbindungen zwischen den physischen Beschwerden seiner Kollegen und ihren seelischen Konflikten erkennen konnte. In Edward Bach begann bereits in jungen Jahren der Wunsch aufzukeimen, andere Menschen zu unterstützen, die sich bei ihren gesundheitlichen Problemen nicht selbst helfen konnten. Dies war schlussendlich der ausschlaggebende Punkt, warum er das Studium der Medizin von 1906 in Birmingham und London aufnahm, das er erfolgreich mit einem Doktortitel absolvierte. Seine erste Arbeit als Arzt bestand in der Leitung der Unfallstation im University College Hospital in London. Zudem assistierte er in der bakteriologischen und immunologischen Abteilung, was ihm ermöglichte, weitere Zusammenhänge zwischen bestimmten Bakterien und auftretenden Erkrankungen herzustellen. Er erkannte, dass in der Darmflora von Krankheiten geplagter Patienten bestimmte Bakterien im Übermaß vorhanden waren. Sein Wunsch lag in der Entwicklung von Impfstoffen aus 7 speziellen Bakterienstämmen, dem er mit großer Leidenschaft nachging.

Im Jahr 1917 traf Dr. Edward Bach ein schwerer Schicksalsschlag. Diagnose: bösartiger Milztumor mit einer prognostizierten Restlebenszeit von nur 3

Monaten. Doch sein Drang nach der Vollendung seiner Forschungen im medizinischen Bereich machten das Unmögliche möglich und der Engländer schaffte es tatsächlich, die Krankheit zu überwinden.

Nach der Wiederherstellung seiner Gesundheit arbeitete Dr. Edward Bach am Homoeopathic Hospital in London, das ihn mit den Ansichten von Samuel Hahnemann, dem Begründer der Homöopathie, vertraut machte, die ihn sein ganzes weiteres Leben lang prägen würden. Hier fand er Bestätigung seiner eigenen Ideen und Visionen. In London bekam er zudem die Chance, weiteren Forschungen bezüglich seiner Impfstoffe nachzugehen. Von der homöopathischen Heilkunde geprägt, begann Dr. Edward Bach damit, seine Bakterienstämme zu potenzieren, also stark zu verdünnen. Es gelang dem Arzt, die 7 Impfstoffe aus Bakterienstämmen des menschlichen Darms in homöopathische Substanzen zu transformieren, die die Bach-Nosoden genannt werden. Als Nosoden sind in der Homöopathie jene Potenzen wie die entarteten Bakterienstämme, die Dr. Edward Bach bestimmte, gemeint, die gemäß dem Ähnlichkeitsprinzip zur Behandlung von Krankheiten eingesetzt werden. Vereinfacht gesagt hat der britische Arzt also die pathologischen Bakterien aus dem Darm kranker Menschen extrahiert und gemäß dem homöopathischen Konzept durch starke Verdünnung in eine Arznei verwandelt. Jeder seiner 7 Nosoden wies er konkrete Stimmungszustände seiner Patienten zu, denn er erkannte, dass deren Gemütszustände mit ihren Erkrankungen in engem Zusammenhang standen.

Wenige Jahre später eröffnete Dr. Edward Bach in London ein Labor und eine Praxis, wobei sich seine Forschungen immer weiter konkretisierten. Er fokussierte sich zunehmend auf die Verbesserung seiner Impfstoffe, die ihn noch nicht vollends zufriedenstellten, denn sein Ziel war es, die Bach-Nosoden, die aus menschlichen Darmbakterien bestanden, durch pflanzliche Substanzen zu ersetzen, da er diese als reinere Heilmittel einstufte. Zudem integrierte er immer weiter die Beobachtung der Psyche bezüglich der Erkrankungen des Menschen und begann, seine Erkenntnisse zu veröffentlichen.

Um sich ganz seiner Entdeckungen zu widmen, beschloss der Arzt schlussendlich, seine Praxis wieder zu verkaufen, und begab sich auf eine Reise durch England und Wales. Wonach er suchte, waren geeignete Pflanzen für sein Vorhaben. Diese Suche sollte Früchte tragen, denn zwischen 1930 und 1933 machte Dr. Edward Bach die ersten 19 Pflanzen für seine Heilmittel ausfindig, die er mittels seines eigens entwickelten Herstellungsverfahrens, der sogenannten Sonnenmethode, aufbereitete. Die Details zu der Art und Weise, wie genau die Bachblütenessenzen hergestellt werden, betrachten wir uns in einem späteren Kapitel genauer.

Zahlreiche Patienten des britischen Arztes profitierten von seinen neuartigen Arzneien, was er in seiner Schrift mit dem Titel „Heal Thyself“ (aus dem Englischen: Heile dich selbst) kundtat. Trotz ernster Schwierigkeiten mit der Ärzteorganisation aufgrund der Verbreitung seiner Kenntnisse unter medizinischen Laien und der Zusammenarbeit mit diesen konnte Dr. Edward Bach den Rauswurf aus dem Ärzteregister abwenden.

Die Entwicklung seiner Pflanzenessenzen fesselte ihn nach wie vor, weshalb er einen Umzug in das Dorf Sotwell vollzog, der ihn näher zu den meisten von ihm gefundenen Pflanzen brachte. Hier fand er die letzten 19 Gattungen seiner insgesamt 38 Essenzen und entwickelte eine neue Herstellungsmethode: die Kochmethode. Tatsächlich kam Dr. Edward Bach im Jahr 1936 an den Punkt, an dem er sein Werk der Bachblüten als abgeschlossen und komplett empfand. Nun galt es, seine Erkenntnisse und Forschungen der Welt im Rahmen von Vortragsreisen zu offenbaren. Am 27. November desselben Jahres fand der britische Arzt schlussendlich seinen Frieden und verstarb an Herzversagen. Seine Lehren jedoch überlebten und bereichern seither viele Menschenleben auf der ganzen Welt. Das offizielle „Bach Centre" besteht bis zum heutigen Tag in Sotwell als die offizielle Heimat der Bachblütentherapie.

Grundprinzipien der Bachblüten

Die heutige Bachblütentherapie stellt ein alternatives Therapiesystem zur Behandlung von unausgeglichenen Gemütszuständen und Verhaltensweisen dar. Ihre Grundlage basiert auf 38 unterschiedlichen Substanzen, die die Bachblüten genannt werden und vom Begründer Dr. Edward Bach höchstpersönlich im 20. Jahrhundert zusammengestellt wurden.

Wie bereits angedeutet, wirkt die Bachblütentherapie rein über die Weitergabe von Informationen und nicht durch konkrete Wirkstoffe oder medizinische Substanzen – sie agiert auf der energetischen Ebene. Dr. Edward Bach war der Ansicht, dass nicht die Krankheit geheilt werden müsse, sondern der Patient an sich, denn er sah in einem Ungleichgewicht der Seele eines Menschen die Ursache seiner psychischen und physischen Beschwerden. Diese seelische Störung zeigt sich als Konsequenz von Missverständnissen in der Psyche, zum Beispiel, wenn Sie glauben, alles allein schaffen zu müssen oder sich nicht entscheiden zu können. Aufgrund dieser Glaubenssätze manifestieren sich negative und destruktive Gedanken- und Verhaltensmuster, wie zum Beispiel Zweifel oder Ängste, die den Zugang zum wahren Ich zu verdecken scheinen. Es werden die Selbstheilungskräfte der Seele, wozu Mut, Gewissheit und Entscheidungskraft gehören, behindert und wir verlieren nach und nach die Verbindung zu unserem angeborenen intuitiven Wissen. Durch die Einnahme der Bachblüten soll also die seelisch-energetische Balance einerseits wiederaufgebaut und andererseits gekräftigt werden, indem geistige Missverständnisse geklärt werden und der Patient über die Selbsterkenntnis zurück zu sich selbst findet. Auch wenn die Wissenschaft auf ihrem heutigen Stand noch nicht in der Lage ist, diese Ebene der Wirksamkeit messbar zu machen, sprechen doch unzählige Erfahrungsberichte für sich, wie zum Beispiel in der Pilotstudie von Regine Pitscheneder mit dem Titel „Placebokontrollierte Feldstudie zur Wirkung von Bachblüten bei Angststörungen" aus dem Jahr 2016 deutlich wurde. Hier konnte aufgezeigt werden, dass die Probanden mit Angststörungen und Depressionen, die Bachblüten erhielten, signifikante Verbesserungen nach deren Einnahme aufwiesen, während bei der Kontrollgruppe, die lediglich Placebotropfen einnahm, keine Reduktion der Ängste und Depressionen festgestellt werden konnte. Hierbei zeigten sich diese beeindruckenden Ergebnisse unabhängig von der Geschlechtlichkeit, des Alters oder des Bildungsgrades der Probanden. Dennoch ist es wichtig, anzumerken, dass die Bachblütentherapie auch heute noch nicht wissenschaftlich und medizinisch anerkannt ist.

Die Philosophie der Bachblütentherapie: Dr. Edward Bachs Betrachtungsweisen von Gesundheit und Krankheit

Der Begründer der Bachblütentherapie sah die Erfüllung eines Seelenauftrages als die zentrale Aufgabe des menschlichen Lebens an. Für Dr. Edward Bach stellte sich immer dann Gesundheit ein, wenn der jeweilige Mensch gemäß den Absichten seiner eigenen Seele handelt und damit seinem Lebensziel nachging. Krankheit ist seiner Meinung nach hingegen das deutliche Zeichen dafür, dass die betroffene Persönlichkeit in ihren Gedanken, Worten und Taten losgelöst von ihrer inneren Intuition, also der Anweisungen ihrer Seele, lebt und es so zu einer physischen oder psychischen Störung kommen kann. Die Bachblüten haben die Aufgabe, die Harmonie wiederherzustellen, damit der Betroffene zurück zur Verbindung mit einer Seele und dem Lebensauftrag findet.

Dr. Edward Bach arbeitete insgesamt 38 Potentiale der Seele heraus, die beim Menschen auftreten können, und definierte die dazugehörigen disharmonischen Formen, die sich dann zeigen, wenn der Betroffene aus dem Einklang mit seinem Seelenauftrag herausgefallen ist. Der Mediziner betrachtete diese Charakterschwächen als die wahren Krankheiten. So entstanden die 38 Paare von Gemütsformen des Menschen, die, wie der britische Arzt entdeckte, durch gewisse Pflanzen repräsentiert werden. Im nächsten Kapitel werden wir uns ausführlich mit diesen beschäftigen.

Die positiven und harmonischen Energiefelder der Pflanzen treten mit den ihnen zugeordneten Gefühlen eines Menschen in Resonanz und können dadurch zum Wirken kommen. Mit anderen Worten: Weist eine Persönlichkeit eine Störung in Teilen ihres Energiefeldes auf, die sich durch negative Gemütszustände offenbart, so kann die dazu passende Pflanzenspezies mit ihrem eigenen harmonischen Energiefeld das des Betroffenen überlagern und damit wieder in Einklang bringen. Dr. Edward Bach sah in seinen Bachblüten jedoch keine neue Form von Medikament, das ein „Problem" „beseitigen" soll, indem es die Symptome unterdrückt. Seine Hoffnung war es, dass seine Patienten neben der Einnahme der Bachblüten auch verstehen, dass sie es selbst in der Hand haben, wie sie ihre Realität wahrnehmen. Der Arzt hatte die Vision, dass die Menschen zwar die Bachblüten als Unterstützung nutzen, aber letztendlich ihre eigenen Heiler werden, indem sie ihre Gedanken- und Verhaltensmuster so transformieren, dass sie daraus einen Vorteil für ihr Leben ziehen können.

Die Vision Dr. Edward Bachs: Der Arzt der Zukunft

In seiner Schrift „Heal Thyself" von 1931 formulierte der Begründer der Bachblütentherapie seine Vision davon, wie der Arzt von morgen aussehen könnte.

„Somit wird der Arzt der Zukunft zwei große Ziele haben: Das **erste** wird sein, dem Patienten zur Kenntnis über sich selbst zu verhelfen ..."
- Dr. Edward Bach -

Mit diesen Worten bringt der britische Mediziner zum Ausdruck, dass er die Selbsterkenntnis des Patienten an die erste Stelle setzt. Seiner Meinung nach führten bestimmte Gedanken- und Verhaltensmuster dazu, dass dieser an einem oder mehreren Leiden erkrankte. Die Heilung der Beschwerden kann jedoch nur bewirkt werden, wenn der Betroffene aufdecken kann, welche seiner Gedanken, Gefühle und Reaktionen das Leid verursachte. Dr. Edward Bach musste damals schon erkannt haben, dass kein Medikament der Welt vollständige Heilung bewirken kann, insbesondere dann nicht, wenn die Grundursache, weshalb eine Krankheit entstanden ist, nicht behoben wird. Solange ein Patient also nicht zur Selbsterkenntnis darüber gelangt ist, *was* genau es ist, das ihn krank gemacht hat, wird er nicht gesunden können.

Hier weist Dr. Edward Bach dem Arzt der Zukunft eine wichtige Rolle zu, denn seine Aufgabe soll es sein, durch sein Wissen der sogenannten geistigen Gesetze dem Patienten erklären zu können, welche Gedanken und Handlungen die Harmonie und den Einklang im Menschen bedrohen. Dieser Arzt muss die menschliche Natur genau kennen, denn er muss in der Lage sein, die Faktoren in seinen Patienten zu erkennen, die für den krankmachenden Konflikt zwischen dem Menschen und seiner Seele verantwortlich sind. Außerdem sollte er Ratschläge bezüglich der Tugenden geben können, die es zu entwickeln gilt, damit die Krankheit heilen kann.

An dieser Stelle betont Dr. Edward Bach noch einmal die Bedeutsamkeit der Eigenverantwortung für den Prozess der Heilung. Er weist den Arzt der Zukunft an, niemals seinen Patienten die Verantwortung für sich selbst abzunehmen. Das bedeutet, dass er dem Betroffenen zu verstehen gibt, dass seine eigenen Gedanken, Gefühle, Worte und Taten zu seinem aktuellen Leid geführt haben. Es geht hier selbstverständlich nicht darum, einen Schuldigen zu finden, sondern es soll nur deutlich gemacht werden, dass jeder Mensch der Schöpfer seines eigenen Lebens ist und an sich selbst arbeiten muss – keine Therapie und kein Medikament kann ihm dies abnehmen. Er sollte nicht zum Arzt gehen, um sich von seiner Eigenverantwortung zu drücken, indem er Anweisungen eines Mediziners befolgt und von diesem seine Symptome bekämpfen lässt. Stattdessen sollte er den Arzt der Zukunft aufsuchen, um sich von ihm helfen zu lassen, die Ursachen seiner Erkrankungen *selbst* zu erkennen, um diese *selbst* zu überwinden.

„Die **zweite** Pflicht des Arztes wird darin bestehen, Mittel zu verabreichen, [...] die also Frieden und Harmonie in die ganze Persönlichkeit einkehren lassen."
- Dr. Edward Bach -

Das zweite Ziel des „Arztes der Zukunft", wie Dr. Edward Bach sich ihn vorstellt, ist es, dass gewisse Therapieformen und Arzneien zum Einsatz kommen, die den Prozess der Selbsterkenntnis sowie der Transformation negativer Reaktionsmuster in positive unterstützt. Diese Mittel sollen einerseits bewirken, dass der physische Körper gestärkt wird, damit er mit der entstandenen Krankheit umgehen kann und mit dieser zurechtkommt. Nur eine kräftige materielle Form kann Beschwerden ertragen und auf dem Weg zur Selbsterkenntnis heilen. Andererseits sollen die verabreichten Mittel des Arztes der Zukunft sicherstellen, dass auch der Geist berücksichtigt wird: Es ist von bedeutsamer Wichtigkeit, dass der Geist sich entspannen kann, damit sich sein Horizont erweitert und er seine Selbsterkenntnis anstrebt. Ist die Psyche im Chaos, weil wir durch zu viele negative Gedanken und Empfindungen durcheinandergeraten, wird es schwer, zurück zur Einheit mit der Seele zu finden. Doch wenn gewisse Mittel, wie zum Beispiel Bachblütenessenzen, dabei helfen, hier ein wenig Ruhe hineinzubringen, ist der Betroffene in der Lage, sich selbst besser zu begreifen, sein Bewusstsein zu erweitern und so zu erkennen, was ihn erkranken ließ, damit er diese Faktoren in Eigenverantwortung beheben kann. Die einzige Aufgabe des Arztes der Zukunft, die die Vision von Dr. Edward Bach darstellt, ist, dass er dem Patienten zur Seite steht, damit endlich wieder Harmonie und Frieden in seine Persönlichkeit einkehren können.

Die Wirkungsweise der Bachblütentherapie

Als der Begründer der Bachblütentherapie seinen Forschungen bezüglich der Bach-Nosoden nachging, bei denen entartete Darmbakterien zur Herstellung von Impfstoffen genutzt wurden, erkannte er bereits die Bedeutung der Gemütsstimmung für die verschlechterte Konstitution seiner Patienten. Dr. Edward Bach vertrat die Ansicht, dass die Behandlung der emotionalen Verfassung noch vor jener der eigentlichen Krankheit Priorität hätte. Das veranlasste den britischen Arzt dazu, nicht länger den Stuhlgang des Betroffenen zu untersuchen, um Erkenntnisse bezüglich seiner körperlichen Beschwerden zu gewinnen und die passende Bach-Nosode zu identifizieren. Stattdessen verlagerte er seine Untersuchung auf die Ebene der Psychologie, indem er die typischen Charaktermerkmale der Patienten erkannte. Stellte er dann eine bestimmte negative Gemütslage fest, wie zum Beispiel Angst oder Hoffnungslosigkeit, so verabreichte er Nosoden gegen diese, mit der Wirkung, dass damit gleichzeitig auch die Krankheit geheilt wurde. Dies waren die ersten Erfahrungen, die in die Grundlage der späteren Bachblütentherapie mündeten.

Bei Bachblütenessenzen kann nicht von Substanzen oder Arzneien gesprochen werden, denn durch die Art der Herstellung ist der chemische Wirkstoff kaum noch vorhanden. Die Aussage, dass diese kleinen Tröpfchen mit einem praktisch nicht nachweisbaren Wirkstoff keine Beschwerden heilen könnten, sollte spätestens dann neu überdacht werden, wenn man sich einmal die gewaltigen Effekte der Atomkraft anschaut. Auch hier reichen kleinste Mengen aus, um schier unglaubliche Folgen zu bewirken. Bei den Bachblüten ist es jedoch nicht die Substanz an sich, die den positiven Effekt erzielt, sondern die ihr innewohnende Energie.

Die Wirkung der Bachblüten auf den Menschen wird demnach allein auf der feinstofflichen Ebene erzielt, was zudem den positiven Effekt hat, dass keine Nebenwirkungen auftreten können, wenngleich gegebenenfalls sogenannte Erstverschlimmerungen der Symptome möglich sein können. Auf dieses Phänomen werden wir später noch einmal genauer eingehen. Feinstofflichkeit beschreibt jene Dinge mit einer geringen Dichte, die für das menschliche Auge nicht sichtbar sind. Demgegenüber steht die Grobstofflichkeit, mit der wir jeden Tag selbst zu tun haben: Sie umfasst alles, was wir sehen und messen können, weil es eine hohe Dichte besitzt und deshalb für die körpereigenen Sinne erfahrbar ist, wie zum Beispiel der Körper eines Menschen, Tiere, Pflanzen, ein Stuhl oder eine Lampe. Diese Dinge besitzen eine Frequenz, die im Rahmen des Messbereiches unserer technischen Geräte liegt. Auf der feinstofflichen Ebene ist die Schwingung jedoch höher und damit für die Mehrheit der Menschen weder sichtbar noch messbar. So ist auch die Seele des Menschen feinstofflicher Art.

Bachblüten sind keine Medikamente, die Symptome behandeln, indem sie eine biochemische Reaktion im Organismus auslösen. Es macht wenig Sinn, sie als herkömmliche Arznei bei Krankheiten zum Einsatz zu bringen, weder bei körperlichen noch bei geistigen. Beachten Sie deswegen bitte, dass Bachblüten keine notwendige ärztliche Diagnose und Behandlung ersetzen können. Da die Schwingungen der Blüten auf der feinstofflichen Ebene agieren, sprechen sie in erster Linie den feinstofflichen Teil des Menschen an. Es ist ihnen möglich, auf die Stimmungslage einzuwirken, was eine großartige Fähigkeit ist, denn gemäß dem Begründer dieser Therapie kann dies entweder Krankheiten begünstigen oder heilen. Das kennen wir bereits aus der Psychosomatik, die eine ganzheitliche Betrachtung von Beschwerden anstrebt.

Diese Lehre besagt, dass Gedanken, Gefühle, ungelöste Konflikte und Traumata sich ebenso auf der körperlichen Ebene durch Erkrankungen zeigen können, weil die Psyche eng mit dem Körper verschränkt ist.

Die eingenommenen Essenzen wirken sich positiv auf die Gemütslage des Patienten aus, indem sie die Schwingung des Patienten erhöhen. Das gelingt, weil positive Gefühle wie Freude, Optimismus und Liebe höher schwingen als zum Beispiel Ärger, Frustration oder Angst. Ein Mensch, der durch die höhere Frequenz der Bachblüten beeinflusst wird, wird sich in seiner Stimmung demnach automatisch an die damit einhergehende Positivität anpassen. Es ist, als wenn der Patient schönen Klängen und Worten lauscht oder herrliche Bilder betrachtet, die in der Lage sind, seine Laune anzuheben. Dr. Edward Bach vertrat die Ansicht, dass ein Mensch, der eine positive Stimmung aufweist, seiner eigenen Seele und damit seiner Seelenaufgabe näher ist als jemand, der Leid und Schmerz erfährt. Frieden und Harmonie können sich also erst dann einstellen, wenn der Patient mithilfe der höheren Schwingungen der Bachblütenessenzen durchflutet wird – dann kann keine Krankheit mehr im Körper Fuß fassen. Ein energetisch ausgeglichener Mensch, dessen Körper, Geist und Seele miteinander harmonieren, hat keinen Platz für Erkrankungen.

Die Essenzen sprechen das höhere Selbst des Anwenders an und regen sein Unterbewusstsein dazu an, seine Einstellungen und Verhaltensweisen zum Besseren zu verändern. Es wird das bereits vorhandene positive Potential an Gefühlen gestärkt, um das negative Potential auszugleichen und somit wieder ein Gleichgewicht herzustellen. Dabei wirken die Bachblüten niemals zwanghaft oder invasiv auf die menschliche Psyche, denn sie inspirieren sie lediglich zu mehr Vertrauen in sich selbst, Harmonie und Einklang. Sie unterstützen das persönliche innere Wachstum einer Persönlichkeit – initiieren muss diese es jedoch von selbst.

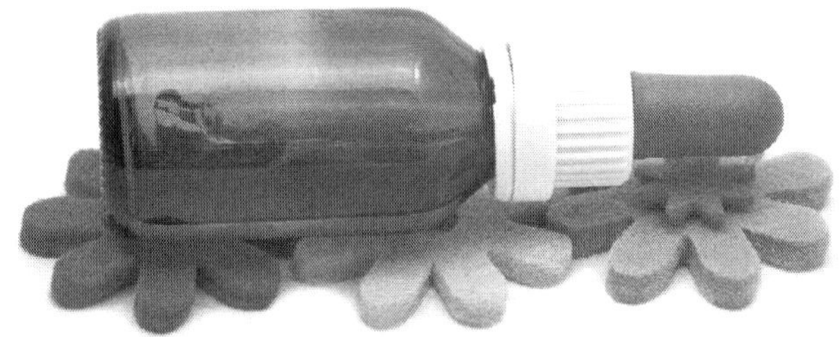

Die Grundsätze der Bachblütentherapie auf einen Blick zusammengefasst

- Bei der Bachblütentherapie wird der Mensch behandelt, nicht seine Erkrankung.
- Krankheiten und ihre Symptome werden nicht berücksichtigt.
- Charakterschwächen sind die wahren Krankheiten.
- Leid und Schmerz entstehen immer dann, wenn ein Konflikt zwischen einer Persönlichkeit und ihrer Seele entstanden ist.
- Diese Konflikte sind das Resultat der Nicht-Erfüllung der Seelenaufgabe.
- Die Konflikte kommen durch negative Stimmungen zum Ausdruck.
- Die negative Gemütslage kann auf den gesundheitlichen Zustand Einfluss nehmen und diverse Krankheiten hervorrufen.
- Den 38 Gemütsverstimmungen des Dr. Edward Bachs wird jeweils eine Bachblüte zugeordnet.
- Die Sprache der Seele eines Menschen geschieht über seine Intuition, Vorlieben, Wünsche und Abneigungen.
- Die Bachblütentherapie bietet einen ganzheitlichen Ansatz für Geist und Körper und verfolgt das Ziel, die Persönlichkeit eines Menschen wieder an ihre Seelenaufgabe zu erinnern und sie so zu vervollkommnen.

II Die 38 Bachblüten im Überblick

Die Herstellung der Blütenessenzen

Der britische Mediziner Dr. Edward Bach erkannte bei seinen Forschungen, dass die Blüten jener Teil einer Pflanze sind, der am meisten Lebenskraft besitzt. Im Gegensatz dazu weisen die Wurzeln, Stängel, Samen und Knollen einen geringeren Wert auf, weshalb er sich dazu entschied, seine Essenzen aus den Blüten bestimmter Pflanzen zu entwickeln.

Der britische Mediziner sammelte zu seinen Lebzeiten die Blüten, die er zur Herstellung der Essenzen benötigte – bis auf Olive und Weinrebe – selbst und machte dabei Gebrauch seiner überaus weit entwickelten Intuition. Er verwendete die Materialien ausschließlich von wildwachsenden Pflanzen, die in der Umgebung seines Wohnortes in England gediehen. Die „echten" Bachblüten, die es heutzutage im Handel zu kaufen gibt, werden übrigens nach wie vor im Sinne des Entdeckers wild in England gesammelt, denn werden sie als Kulturpflanzen angebaut, würden sich damit ihre Heilkräfte verringern.

Als Trägersubstanz der Lebensenergie, die Dr. Edward Bach aus diesem Pflanzenbestandteil, nämlich den Blüten, gewinnen wollte, nutzte er reines Wasser. Bei den zwei verschiedenen Herstellungsmethoden, die wir uns in diesem Kapitel näher anschauen werden, übertragen sich die feinstofflichen Schwingungen der Blüten auf den Trägerstoff. Da im nächsten Schritt eine starke Verdünnung der Substanz erfolgt, ähnlich wie wir es aus der Homöopathie kennen, wird die gesamte Essenz noch feinstofflicher und kann damit noch besser auf das höhere Selbst und die Seele des Anwenders einwirken. Durch diesen Prozess gelingt es, dass die Bachblütenessenzen nicht als Materie, also in grobstofflicher Form, zum Wirken kommen, sondern ihre Kräfte auf der feinstofflichen Ebene zum Einsatz gelangen.

Die Sonnenmethode

Etwas, das eine ebenso beeindruckende Kraft in sich trägt, ist die Sonne. Sie haucht den Dingen auf der Erde das Leben ein, denn ohne die Sonne könnte weder Pflanze noch Tier existieren. Diese Energie für die Herstellung der Essenzen zu nutzen, ist deshalb wohl auch jene Methode, die eine besondere Qualität erzeugt. Schauen wir sie uns einmal näher an.

Die Sonnenmethode ist eine Herstellungsform der Bachblütenessenzen, bei der die Seeleninformationen der Pflanzen aus ihrer physischen Erscheinungsform herausgelöst werden können. Von ihr wird immer dann Gebrauch gemacht, wenn es sich um eine zarte Blüte handelt, die in den Monaten mit einer besonders starken Sonneneinstrahlung blüht. Im späten Frühling und im Sommer ist die Sonne im Besitz ihrer vollen Kraft, weshalb diese Zeit für die Herstellung der Bachblütenessenzen mittels der Sonnenmethode geeignet ist.

An einem sonnigen Tag ohne Wolken werden am Morgen die jeweiligen Blüten von möglichst vielen unterschiedlichen Pflanzen derselben Gattung geerntet. Auch wenn es nicht immer leicht ist, einen solch perfekten Tag zu erhaschen, bei dem beide wichtigen Faktoren zusammentreffen, nämlich wolkenloses, sonniges Wetter und vollständig ausgereifte Blüten, so ist es dennoch essenziell, auf diese Feinheiten zu achten. Denn erst dann, wenn die Knospe sich voll und ganz entfaltet hat – kurz vor dem Verblühen und Abfallen – und somit im wahrsten Sinne des Wortes in voller Blüte ihres Lebens steht, besitzt sie die meiste Heilkraft.

Beim Pflücken der Blüten muss bedacht werden, dass diese Pflanzenbestandteile nicht mit dem menschlichen Körper in Berührung kommen, da sie ansonsten mit der Seelensignatur des Pflückenden „verunreinigt" werden würden. Deshalb kann man ein Blatt zwischen dem Daumen und Zeigefinger platzieren, um zu gewährleisten, dass die Blüten vollkommen rein bleiben, während sie mit Vorsicht von der Pflanze gezupft werden.

Es wird anschließend ohne großen Zeitverzug eine Glasschüssel mit sauberem Quell- oder Bachwasser gefüllt, in die so viele Blüten gelegt werden, bis sie randvoll ist und die Wasseroberfläche komplett von den Pflanzenbestandteilen bedeckt ist. Je weniger Zeit zwischen dem Pflücken und dem Präparieren vergeht, desto weniger Energie kann auch verloren gehen. Es wird weder umgerührt noch werden die Blüten unter Wasser gedrückt – sie werden ganz einfach oben auf das Wasser gelegt. So bleibt die Schüssel für ungefähr 3 bis 7 Stunden in der direkten Sonne stehen. Dann sollten sich erste Anzeichen für verwelkende Blüten zeigen. Dies äußert sich so, dass die Blütenblätter durchweicht aussehen beziehungsweise an Farbe verloren haben. Außerdem bilden sich mit der Zeit kleine Bläschen im Wasser. Diese Symptome geben Auskunft darüber, dass nun die Essenz der Blüten auf das Wasser übergegangen und der Prozess abgeschlossen ist. Es folgt das Filtern durch ein keimfreies Tuch oder einen Papierfilter, bis keine Pflanzenteile mehr vorhanden sind, sowie das Abfüllen des Wassers in dunkle Flaschen, die mit derselben Menge an Alkohol, zum Beispiel Brandy, aufgefüllt werden, sodass eine 1-zu-1-Mischung entsteht. Damit wurde die sogenannte „Muttertinktur", oder auch Mutteressenz genannt, hergestellt, die durch den Alkohol nahezu unbegrenzt haltbar ist.

Möchte man diese Mutteressenz nun zur Anwendung bereitmachen, wird sie zunächst weiter verdünnt. Hierfür wird ein Tropfen der Muttertinktur mit 240 Tropfen Brandy in eine Flasche gegeben und durch sehr gutes Schütteln von dieser miteinander vermischt.

Die Kochmethode

Die Sonnenmethode ist eine perfekte Herstellungsmethode, die äußerst kraftvolle Blütenessenzen durch die Kraft der Sonne erzeugt. Leider können nicht alle Essenzen mithilfe dieser hergestellt werden, da bestimmte Pflanzengattungen zu Zeiten blühen, in denen die Kraft der Sonne nicht ausreichend ist. Das ist zum Beispiel in den Monaten März und April der Fall. Aus diesem Grund entwickelte Dr. Edward Bach die sogenannte Kochmethode, bei der zwar nicht die Energie der Sonne, aber dafür die Kraft des Feuers zum Einsatz kommt.

Grundsätzlich unterscheiden sich die Herstellungsmethoden nicht besonders, da sie sich lediglich in der Energieform unterscheiden, die die Seeleninformation der Blüten an das Wasser bindet: entweder mittels der Sonnenstrahlen oder der Hitzequelle beim Kochen. Die vollends ausgereiften Blüten werden also auf dieselbe Weise gesammelt, und zwar an einem sonnigen, wolkenfreien Tag, wobei stets besondere Vorsicht beim Pflücken durch die Vermeidung von Hautkontakt walten muss.

Nun wird reines Quell- oder Bachwasser in einen Topf gegeben und reichlich mit den Blüten bedeckt. Das Kochen bewirkt dann das Loslösen der Informationen aus den Blüten heraus in das Wasser. Die Blüten verbleiben so lange im leicht köchelnden Wasser, bis diese verwelkt sind und damit deutlich sichtbar alle Schwingungen an das Wasser abgegeben wurden. Dies dauert in der Regel etwa 30 Minuten.

Anschließend erfolgt das Abseihen und Abfüllen des Wassers in Flaschen und das Auffüllen dieser mit Alkohol, wie es bereits im Abschnitt der Sonnenmethode beschrieben wurde. Die so entstandene Mutteressenz wird dann erneut im Verhältnis von einem Tropfen zu 240 Tropfen Brandy verdünnt.

Diese beiden vorgestellten Methoden sind genauso einfach wie genial: Der Prozess der Herstellung der Blütenessenzen ist durch und durch harmonisch und natürlich, da wenig Energie verloren geht, da der Zeitraum zwischen dem Pflücken der Blüten und der Herstellung der Essenz sehr gering ist. Zudem werden alle vier Elemente der Natur einbezogen: Für die Ausreifung der Blüten benötigt die Pflanze **Erde** sowie **Luft**. Mithilfe des **Feuers**, beziehungsweise der Sonne, kann die Seeleninformation der Pflanze aus der Blüte extrahiert werden und geht dann in die Trägersubstanz **Wasser** über. Damit wird eine vollendete Mischung mit hochschwingender Heilkraft geschaffen.

Die 7 emotionalen Gruppen der Bachblütentherapie

Bevor wir uns den einzelnen Bachblüten im Detail widmen, schauen wir uns zunächst einmal an, was es mit den sogenannten emotionalen Gruppen der Bachblütentherapie auf sich hat, von denen es 7 an der Zahl gibt.

Dr. Edward Bach unterteilte die 38 Bachblüten in 7 einzelne Einheiten, um die Auswahl dieser zu erleichtern. Diese emotionalen Gruppen geben einen groben Überblick über die Wirkungen der Essenzen und sind besonders dann hilfreich, wenn Sie bei mehreren in Frage kommenden Bachblüten entscheiden müssen, welche für Sie am besten geeignet ist. Nichtsdestotrotz wird diese Unterteilung in 7 Gefühlslagen den einzelnen Essenzen nicht länger vollumfänglich gerecht, da sich mit der Entwicklung der Bachblütentherapie immer mehr konkrete Stimmungsmerkmale herausgestellt haben, die eine komplexere Unterteilung erfordern würden. Aus diesem Grund verzichten heutzutage einige Experten auf die Berücksichtigung der 7 emotionalen Gruppen und ordnen die Bachblüten lediglich alphabetisch nach ihrer englischen Bezeichnung. Dennoch liefern die 7 Gefühlseinheiten einen guten Überblick über die einzelnen Themenbereiche der Essenzen und können damit durchaus praktisch für den Anwender sein.

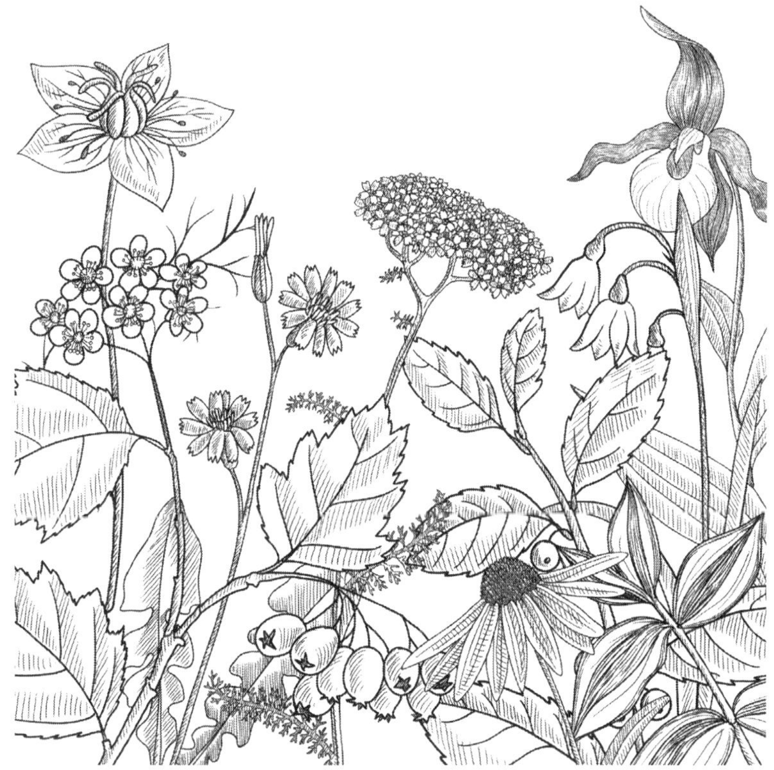

Bachblüten für diejenigen, die unter Ängsten leiden

Diese emotionale Gruppe zielt darauf ab, den Anwender Sorglosigkeit empfinden zu lassen. Die hier zugehörigen Bachblüten sind gut gegen Ängste geeignet, da sie unter anderem Sicherheit, Vertrauen, Frieden und Mut vermitteln.

Nr.	Bachblüte	Deutsche Bezeichnung	Gefühlslage	Wirkung
2	Aspen	Zitterpappel	Neigung zu Nervosität, negativen Vorahnungen, Angstphantasien und Sich-Sorgen-Machen; unbekannte Ängste	Feingefühl, Vertrauen, Sicherheit und Sensibilität, die realistisch ist
6	Cherry Plum	Kirschpflaume	Angst, die Kontrolle zu verlieren, Angst vor dem Verlust der Selbstbeherrschung	Ausgeglichenheit und innere Entspannung, Selbstbeherrschung
20	Mimulus	Gefleckte Gauklerblume	Angst vor konkreten Situationen, Furcht und Scheu	Tapferkeit, Vertrauen und Mut
25	Red Chestnut	Rote Kastanie	Übertriebene Angst, Sorge und Mitleid um andere Menschen	Vertrauen in andere Menschen und eigener innerer Frieden, Unabhängigkeit
26	Rock Rose	Gelbes Sonnenröschen	Plötzlich entstehende Ängste, Panik und Kontrollverlust in bestimmten Ausnahmesituationen	Besonnenheit, Gnade, Mut, Ruhe und Kraft

Bachblüten für diejenigen, die unsicher sind

Die folgenden Bachblüten sind hervorragend für Menschen geeignet, die an Unsicherheit leiden, denn sie vermitteln dem Anwender ein Gefühl von Selbstsicherheit und Selbstwertschätzung, indem sie Hoffnung, Frohsinn, Klarheit und das Vertrauen in die eigene Intuition fördern.

Nr.	Bachblüte	Deutsche Bezeichnung	Gefühlslage	Wirkung
5	Cerato	Bleiwurz	Sich selbst misstrauen, Unselbständigkeit und auf äußere Bestätigung angewiesen sein	Verbessertes Urteilsvermögen, Vertrauen in die eigene Weisheit und Intuition
12	Gentian	Herbstenzian	Mutlosigkeit, Enttäuschung und Frustration bei Misserfolgen	Glaube, Zuversicht und gesunder Optimismus
13	Gorse	Stechginster	Unsicherheit und Pessimismus mit dem Resultat, häufig zu früh aufzugeben; Hoffnungslosigkeit	Hoffnung und Zuversicht
17	Hornbeam	Hainbuche	Unentschlossenheit und Unlust mit der Neigung, nicht in die Gänge zu kommen und die Flucht zu ergreifen; geistige Ermüdung	Begeisterung, Stärke, Lebendigkeit und Vitalität
28	Scleranthus	Einjähriger Knäuel	Sich zwischen den Optionen hin- und hergerissen zu fühlen, sich nicht entscheiden zu können und Sprunghaftigkeit, Unentschlossenheit	Klarheit bei der Entscheidungsfindung, Entscheidungsfreudigkeit
36	Wild Oat	Waldtrespe	Viele Interessen haben bei gleichzeitiger Unzufriedenheit, rastlose Suche nach dem richtigen Weg im Leben, Ziellosigkeit	Erfüllung, Selbstfindung und Lebenssinn, Selbstverwirklichung

Bachblüten für diejenigen, die zu sehr in der Vergangenheit oder Zukunft verstrickt sind

Diese emotionale Gruppe richtet sich an Menschen, die dazu neigen, die Gegenwart aus den Augen verloren zu haben, weil sie zu sehr in der Vergangenheit beziehungsweise in der Zukunft leben. Die Bachblüten, die dieser Gruppe zugeordnet werden können, unterstützen diese dabei, sich wieder im Hier und Jetzt zu verankern, indem sie unter anderem das Realitätsbewusstsein, die Bewältigung vergangener Erfahrungen und das Zur-Ruhe-Kommen im Geist fördern.

Nr.	Bachblüte	Deutsche Bezeichnung	Gefühlslage	Wirkung
7	Chestnut Bud	Kastanienknospe	Fehlendes Interesse an den derzeitigen Lebensumständen mit der Neigung, immer wieder dieselben Fehler zu wiederholen durch Lernschwäche und mangelnde Konzentration	Entwicklungs- und Lernfähigkeit, Erkenntnis, Weisheit
9	Clematis	Weiße Waldrebe	Geistige Abwesenheit durch eine große Fantasie und den Rückzug in Traumwelten (Verträumtheit), Realitätsflucht, mangelndes Interesse am Hier und Jetzt, Lebensunlust und Überdruss	Realitätssinn, Erdung und Gegenwartsbewusstsein
16	Honeysuckle	Geißblatt	Tendenz, in der Vergangenheit zu leben; Heimweh, Überdruss	Bewältigung der Vergangenheit, Fortschritt und Transformation

21	Mustard	Wilder Senf	Finsternis, sich ohne offensichtlichen Grund traurig, bekümmert und depressiv zu fühlen	Heiterkeit, Fröhlichkeit, Lebensfreude
23	Olive	Olive	Sich nach physischer und psychischer Belastung erschöpft und ermüdet fühlen	Lebenskraft, Stärke und Vitalität
35	White Chestnut	Weiße Kastanie	Den eigenen Gedanken erlegen sein, weil man nicht abschalten kann, Zwangsvorstellungen hat; geistige Überaktivität: die Gedanken drehen sich immer um ein und dasselbe; Karussell fahren, ohne Kontrolle darüber zu besitzen	Geistige Stille, Klarheit
37	Wild Rose	Heckenrose	Resignation, Initiativlosigkeit, Apathie, Gleichgültigkeit, Lustlosigkeit und sich nicht mit unangenehmen Dingen auseinandersetzen wollen	Aktivität und Lebenslust

Bachblüten für diejenigen, die unter Einsamkeit leiden

Die Bachblüten dieser Kategorie fokussieren sich auf das Gefühl der Einsamkeit. Indem sie Gefühle wie Empathie, Gelassenheit und Kontaktfreude fördern, unterstützen sie den Anwender dabei, sich auch in Gesellschaft seiner Mitmenschen wohlzufühlen.

Nr.	Bachblüte	Deutsche Bezeichnung	Gefühlslage	Wirkung
14	Heather	Schottisches Heidekraut	Neigung zur Ichbezogenheit, weil man mit sich selbst beschäftigt ist, im Mittelpunkt stehen will, nicht allein sein kann und Geltungssucht besitzt	Altruismus, Einfühlungsvermögen und Selbstlosigkeit
18	Impatiens	Drüsentragendes Springkraut	Ungeduld, innere Unruhe, Eile und dadurch entstehende Reizbarkeit, Hektik	Entschleunigung, Geduld und Gelassenheit
34	Water Violet	Sumpfwasserfeder	Tendenz zur Eigenbrötelei, Zurückhaltung, Arroganz, Unnahbarkeit und falscher Stolz	Nahbarkeit, Verbundenheit, Kontaktfähigkeit und Kontaktfreude

Bachblüten für diejenigen, die überempfindlich auf äußere Einflüsse und Vorstellungen reagieren

Diese emotionale Gruppe kann Menschen helfen, die Probleme haben, zu sich selbst zu stehen, und dazu neigen, mit Überempfindlichkeit auf gewisse Einflüsse und Meinungen zu reagieren. Durch die Stärkung von Authentizität, Willenskraft, Selbstbestimmung und Standhaftigkeit gelingt es den hier vorgestellten Bachblüten, diesem Umstand entgegenzuwirken.

Nr.	Bachblüte	Deutsche Bezeichnung	Gefühlslage	Wirkung
1	Agrimony	Odermennig	Versteckte Gefühle, zu glauben, immer lächeln und tapfer sein zu müssen, mit der Neigung, Probleme zu verdrängen und sein wahres Ich hinter einer aufgesetzten Maske zu verbergen	Authentizität, Ehrlichkeit und Konfrontationsfähigkeit
4	Centaury	Tausendgüldenkraut	Willensschwäche, Schikane ertragen, Nachgiebigkeit und Unterwürfigkeit mit dem Resultat, nicht „Nein“ sagen zu können	Abgrenzungsfähigkeit, Selbstbestimmung und Willenskraft
15	Holly	Stechpalme	Eifersucht, Aggressivität, Hass, Neid und Misstrauen, negative Gedanken und Gefühle	Herzöffnung, Liebesfähigkeit, Großmut und Sanftmut
33	Walnut	Walnuss	Gutgläubigkeit, Unbestimmtheit, Wankelmut und Verunsicherung bei auftretenden Veränderungen und Neuanfängen	Neuausrichtung, Standhaftigkeit und Abschirmung von äußeren Einflüssen

Bachblüten für diejenigen, die Mutlosigkeit und Verzweiflung empfinden

Bei Gefühlen von Mutlosigkeit und Verzweiflung eignet sich die Anwendung der Bachblüten, die dieser emotionalen Gruppe zugeordnet werden können. Die Essenzen unterstützen den Menschen darin, wieder Freude zu finden und Hoffnung zu verspüren, indem sie dabei helfen, sich selbst besser annehmen zu können, in die eigenen Fähigkeiten zu vertrauen, seine persönlichen Grenzen zu erkennen und anzunehmen, Trost zu empfinden und Kraft selbst in größter Not zu erhalten.

Nr.	Bachblüte	Deutsche Bezeichnung	Gefühlslage	Wirkung
10	Crab Apple	Holzapfel	Zwanghafte Fixierung auf Ordnung, Sauberkeit und Kleinigkeiten, außerdem Scham und Ekel sich selbst gegenüber, Gefühl der Unreinheit	Annahme des eigenen Selbst und des Körpers, Ordnung und Reinheit
11	Elm	Ulme	Befürchtung, den eigenen Aufgaben und Verantwortungen nicht gewachsen zu sein; plötzliche Überforderung, Verzweiflung und das Gefühl, zu versagen	Vertrauen in die eigenen Kompetenzen und Fähigkeiten, Durchhaltevermögen und Schaffenskraft
19	Larch	Lärche	Mangelhaftes Selbstbewusstsein und Selbstvertrauen, Minderwertigkeitskomplexe und Selbstkritik	Annahme der eigenen Persönlichkeit und Selbstvertrauen
22	Oak	Eiche	Ein hohes Pflichtbewusstsein führt dazu, sich durchkämpfen zu müssen, verbissen und unnachgiebig zu werden, wobei die eigenen Grenzen überschritten werden	Bewusstwerdung und Annahme der persönlichen Grenzen, Loslassen und Nachgiebigkeit

24	Pine	Schottische Kiefer	Sich für alles entschuldigen wollen und ein schlechtes Gewissen zu empfinden, mit der Neigung, sich in jeder Situation angesprochen und schuldig zu fühlen, Selbstvorwürfe	Selbstliebe und Vergebung
29	Star of Bethlehem	Doldiger Milchstern	Empfindungen von Schock, Erschütterung, Verzweiflung, Betrübtheit und innerer Leere nach einem plötzlichen Ereignis, wie einem Verlust oder privaten beziehungsweise beruflichen Misserfolg	Ganzwerdung, Trost und emotionale Kraft
30	Sweet Chestnut	Esskastanie	Gefühl der Ausweglosigkeit, extremes Leid empfinden, nicht mehr weiterwissen und am Ende mit seinen Kräften sein, Verzweiflung	Befreiung, Erlösung, Stärke und Hoffnung in größter Not
38	Willow	Gelbe Weide	Selbstmitleid, Verbitterung, Groll und Enttäuschung vom Leben mit der Tendenz, sich selbst in der Opferrolle zu sehen	Akzeptanz, Annahme der Geschehnisse und Übernahme von Eigenverantwortung

Bachblüten für diejenigen, die sich übermäßig um das Wohlergehen anderer Menschen sorgen

Die letzte der 7 emotionalen Gruppen der Bachblüten umfasst jene Essenzen, die Empathie fördern und Leichtigkeit entwickeln. Menschen, die dazu neigen, sich auf eine ungesunde Weise Sorgen um das Wohlergehen ihrer Mitmenschen zu machen, profitieren besonders von den Wirkungen der hier aufgezählten Bachblüten, die Dinge wie Toleranz, Verständnis, Flexibilität und Einfühlungsvermögen fördern.

Nr.	Bachblüte	Deutsche Bezeichnung	Gefühlslage	Wirkung
3	**Beech**	Rotbuche	Intoleranz, Verständnislosigkeit, Pedanterie, Kritiksucht und fehlendes Mitgefühl anderen Gegenüber, aber auch übertriebene Fürsorglichkeit und Toleranz	Verständnis und Toleranz
8	**Chicory**	Wegwarte	Tendenz, besitzergreifend und übermäßig beschützend gegenüber den nahestehenden Menschen zu sein, zu klammern, zu kontrollieren und zu manipulieren	Bedingungslose Liebe, Loslassen und Freiheiten einräumen, Freiwilligkeit
27	Rock Water	Felswasser	Idealismus, Perfektionismus, Selbstverleugnung, übertriebene Selbstdisziplin und Selbstbeherrschung	Flexibilität und ein gesunder Umgang mit gesteckten Zielen und Disziplin, Lebensqualität und Menschlichkeit

31	Vervain	Eisenkraut	Aufdringlichkeit, Maßlosigkeit, Übereifer, übermäßiger Enthusiasmus und missionarisches Auftreten, übertriebene Begeisterung, Impulsivität und Stress	Genuss und Entspannung, Neutralität, Verhältnismäßigkeit
32	Vine	Weinrebe	Übermäßiger Ehrgeiz, Dominanz, Inflexibilität, Herrschsucht, Intoleranz, Rücksichtslosigkeit und Tyrannei	Fairness, Rücksicht, Empathie und natürliche Autorität

Die 38 Bachblüten im Detail

Nr. 01 Agrimony: Die Ehrlichkeits-, Konflikt- und Konfrontations-Blüte

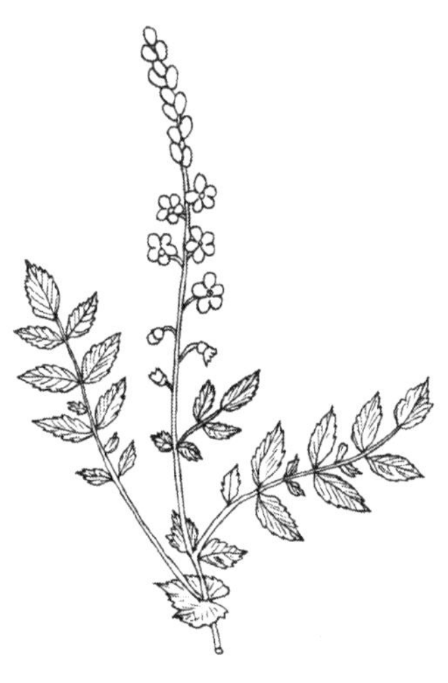

Deutsche Bezeichnung	**Odermennig, Ackerkraut**
Lateinische Bezeichnung	Agrimonia eupatoria
Herstellungsverfahren	Sonnenmethode
Blütezeit	Juni bis August
Positives Potential	Tiefer innerer Frieden, Optimismus, Ehrlichkeit
Negatives Potential	Scheinbare Harmonie und Sorglosigkeit
Kurzbeschreibung	Das eigene Leid und innere Qualen werden hinter einer Maske aus vorgetäuschter Unbeschwertheit und Lebensfreude versteckt.
Grundgefühl	„Es geht niemanden etwas an, was in meinem Inneren vorgeht."
Typische Aussage	„Nach außen hin setze ich ein fröhliches Lächeln auf."

Das negative Potential der Bachblüte

Die Bachblüte Agrimony kommt bei Menschen zum Einsatz, die nach außen hin mit guter Laune, Ausgeglichenheit und Frohsinn überzeugen, selbst dann, wenn es ihnen eigentlich besonders schlecht geht. Sie suggerieren damit ihrem Umfeld, dass alles bester Ordnung sei, was jedoch nur Illusion ist. Eine Persönlichkeit, die durch Agrimony symbolisiert wird, setzt sich selbst eine Maske der Positivität und Fröhlichkeit auf, die jedoch die wahren Gedanken und Gefühle verbirgt. Diese Art liegt dem Wunsch zugrunde, stets als stark wahrgenommen zu werden. Die betroffenen Menschen achten in jedem Moment ihres Beiseins mit anderen genau darauf, dass auch niemand hinter diese scheinhafte Fassade blicken kann, was für innere Unruhe und Empfindlichkeit gegenüber den Mitmenschen sorgt. Es kostet leider sehr viel Kraft, immerzu fröhlich aufzutreten, besonders in den Situationen, in denen man diese Empfindung überhaupt nicht fühlt. Das Bedürfnis, alles im Griff haben zu wollen und Kontrolle über das eigene Auftreten auszuüben, führt zudem dazu, dass Ehrlichkeit nicht unbedingt zu den Stärken dieser Persönlichkeit zählt. Harmonie hingegen vermittelt ihnen Sicherheit, nach der sie sich innerlich sehnen und die es zu bewahren gilt. Deshalb werden hier und da Konflikte vermieden, Problemen wird aus dem Weg gegangen, es wird von sich selbst abgelenkt und die eigenen Bedürfnisse werden unterdrückt, um es den Mitmenschen recht machen zu können. Vielleicht ist es möglich, dadurch eine Illusion von Frieden im zwischenmenschlichen Bereich aufrechtzuerhalten, doch das geht auf Kosten des Verlustes des eigenen Selbst. Diese Persönlichkeiten neigen dazu, sich mehr und mehr zu verlieren und die Verbindung mit ihrer Seele und Seelenaufgabe ungewollt zu kappen. Die Unterdrückung der inneren Gefühlswelt und die Tendenz, sich nicht mit Konflikten auseinanderzusetzen, bringt einen starken Leidensdruck mit sich, der bei Betroffenen nicht selten zu körperlicher Ruhelosigkeit, Suchtproblemen, Verstopfungen, Schlafstörungen, Nervosität, Menstruationsbeschwerden, Krämpfen, Nägelkauen, Verspannungen oder Zähneknirschen führt.

Das Gefühl von Frieden steht bei Menschen, die einen negativen Zustand der Bachblüte Agrimony aufweisen, an erster Stelle. Sie haben nur leider noch nicht erkannt, dass tiefer innerer Frieden nicht im Außen gefunden werden kann. Mit der aufgesetzten Maske verschleiern diese Persönlichkeiten ihre eigenen Empfindungen nicht nur vor ihrem Umfeld, sondern auch vor sich selbst, denn hier liegt die Unfähigkeit verborgen, die Realität zu akzeptieren und anzunehmen. Das Fehlen von echter Aufrichtigkeit und Ehrlichkeit hindert diesen Persönlichkeitstyp daran, die Herausforderungen des Lebens sowie seine eigenen Schwächen und Grenzen anzuerkennen. Wird er damit jedoch konfrontiert, so reagiert er darauf in der Regel überaus überempfindlich. Die Bedrohung, die er hinter seinen Ängsten vermutet, wird jedoch durch seine Neigung zur Verdrängung aufgeblasen. Erst, wenn er sich seinen gewohnten Verhaltensmustern stellt, kann er erkennen, dass seine Ängste weniger dramatisch sind, als er vermutet hatte.

Anwendungsbereich der Bachblüte

Die Bachblüte Agrimony kann in folgenden Fällen zum Einsatz kommen:

- Persönliche Probleme werden geleugnet und es wird sich nicht mit diesen auseinandergesetzt.
- Es wird sich nicht den eigenen Gefühlen gestellt.
- Empfindungen werden zum Beispiel durch ablenkende Aktivitäten, Genussmittel oder andere Formen der Kompensation unterdrückt.
- Der Kontakt zu sich selbst ist verloren gegangen.
- Die eigenen Schattenseiten werden verdrängt und nicht akzeptiert.
- Das wahre Ich ist unbekannt.
- Konflikte werden destruktiv betrachtet.

Die Wirkung der Bachblüte – das positive Potential

Agrimony steht für den inneren Ruhepol der Seele. Sie beruhigt den nervösen Geist, indem sie die Gelassenheit und innere Klarheit des Anwenders fördert. Das positive Potential der Bachblüte wird gekennzeichnet durch die Förderung von Ehrlichkeit und der Fähigkeit, mit Konflikten umzugehen. Zudem erlangt der Betroffene zunehmend ein Gespür dafür, wann es besser ist, sich mit einem Problem zu beschäftigen, und wann er diesem lieber aus dem Weg geht. Dabei erkennt er, dass es nie richtig ist, anderen oder sich selbst etwas vorzumachen.

Agrimony offenbart ihre volle Wirkung, wenn sich tiefer Frieden wie eine schützende Decke über das Leben des Anwenders legt und ihn in echter Heiterkeit, Kraft und Mut einhüllt. Plötzlich erfordert das Leben nicht länger Kontrolle und Verkrampfung, um damit klarzukommen, denn es kann genauso gut entspannt mit einem authentischen Lächeln, das Vertrauen symbolisiert, gestaltet werden.

Nr. 02 Aspen: Die Angst- und Vorahnungs-Blüte

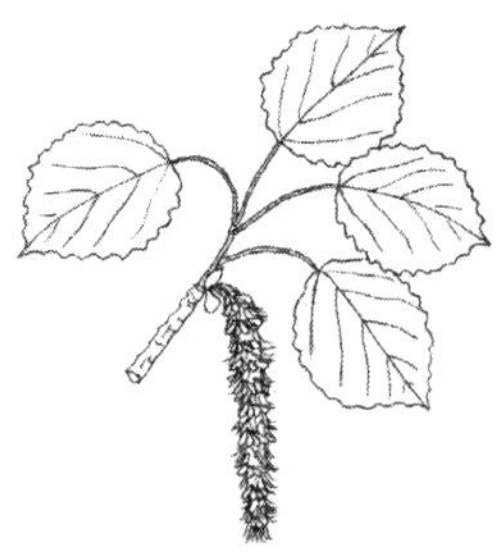

Deutsche Bezeichnung	**Espe, Zitterpappel**
Lateinische Bezeichnung	Populus tremula
Herstellungsverfahren	Kochverfahren
Blütezeit	März bis April
Positives Potential	Lebensmut und Lebensfreude ohne Furcht und Angst, bewusste Sensibilität
Negatives Potential	Unerklärliche Befürchtungen
Kurzbeschreibung	Vage Vorahnungen, Ängste und Furcht ohne konkrete Gründe warnen vor einem nicht nachvollziehbaren Unheil.
Grundgefühl	„Ich fürchte mich und habe unheimliche Gefühle, weiß aber nicht, warum."
Typische Aussage	„Das kann gar nicht gut ausgehen."

Das negative Potential der Bachblüte

Bei nicht nachvollziehbaren Ängsten und Vorahnungen ist die Bachblüte Aspen das Mittel der Wahl. Wann immer Sorgen und negative Gefühle auf unerklärliche Weise entstehen, man deren Ursprung nicht ergründen kann und keine logische Erklärung zu finden ist, wird diese Bachblüte Ihnen weiterhelfen können. Ihr negatives Potential zeigt sich in einem Menschen, der sich seine undefinierbaren Gefühle, die sich entweder auf die Zukunft, auf bestimmte Orte, Situationen, Mitmenschen oder allgemein das Leben beziehen können, nicht erklären kann. In der Regel werden diese von Unbekanntem begleitet, welches der Betroffene nicht greifen kann und es deshalb fürchtet. In besonders schweren Fällen manifestiert sich sogar eine Angst vor der Angst, die sich dauerhaft einnistet. Dabei kann diese Persönlichkeit Symptome wie ein einfaches ungutes Gefühl im Bereich des Magens bis hin zu heftigem Herzklopfen oder anderen Herzbeschwerden, Verspannungen, Rückenproblemen, Darmbeschwerden, Schlaflosigkeit, Alpträumen und schweren Schweißausbrüchen aufweisen. Wie es bereits die deutsche

Bezeichnung der Aspen vermuten lässt, zittern Betroffene häufig, sollten sie in einem negativen Zustand der Bachblüte verharren. Kein Wunder, dass diese Persönlichkeiten häufig zartbesaitet und schnell verletzbar sind. Ihre hohe Sensibilität und Dünnhäutigkeit machen sie sehr anfällig für äußere Einflüsse und Schwingungen, die sie sich nicht erklären können und deshalb unterschwellig als Bedrohung wahrgenommen werden, vor der man sich fürchten müsse.

Anwendungsbereich der Bachblüte

Die Bachblüte Aspen kann in folgenden Fällen zum Einsatz kommen:

- Die innere Ruhe ist verloren gegangen.
- Die eigenen Ängste werden verdrängt.
- Es fehlt das Gefühl der Sicherheit im Leben.
- Lebensfreude wird zu einer fast vergessenen Empfindung.
- Ängste nehmen die Persönlichkeit ein und bestimmen das gesamte Leben.
- Der Zugang zur inneren Zentriertheit und Selbstsicherheit ist versperrt.
- Das Gefühl von Schwäche und Machtlosigkeit über die Angst macht sich breit.
- Kleinste Ereignisse können Ängste hervorrufen.
- Es entsteht Angst vor allem Unbekannten, der Dunkelheit und dem Leben im Allgemeinen.
- Abenteuerlust und Spontaneität im Leben sind vollständig verloren gegangen.

Die Wirkung der Bachblüte – das positive Potential

Die Bachblüte Aspen schenkt dem Anwender das Gefühl von Sicherheit. Er empfindet innere Stärke und erlangt somit den Zugang zu seiner Mitte. In sich zentriert, kann er seinen Ängsten mit einem klareren Bewusstsein entgegentreten und diese nach und nach abbauen. Plötzlich entdeckt er die Schönheit und Liebe in seinem Leben und im Unbekannten, was zuvor noch durch seine starke Furcht und die negativen Gefühle überdeckt wurde.

In dem Menschen, der sich der Heilwirkung von Aspen bedient, entwickelt sich mit der Zeit die Fähigkeit, sich über seine Ängste zu erheben. Er fühlt sich nicht länger als hilfloses Opfer, das ohne Kontrolle seinen unguten Empfindungen erlegen ist, sondern erkennt, dass er gewisse Informationen, die seine Furcht auszulösen scheinen, nicht persönlich nehmen muss. Der Betroffene kann sie so einfach gehen lassen, denn sie gehören nicht zu ihm. Hier entsteht die Kraft, die eigenen Ängste anzunehmen, damit konstruktiv umzugehen und sie Schritt für Schritt abzubauen. Für diese Erkenntnis wird er mit echtem Lebensmut und Abenteuerlust belohnt, die ihm eine ganz neue Seite an sich selbst offenbaren.

Nr. 03 Beech: Die Toleranz-Blüte

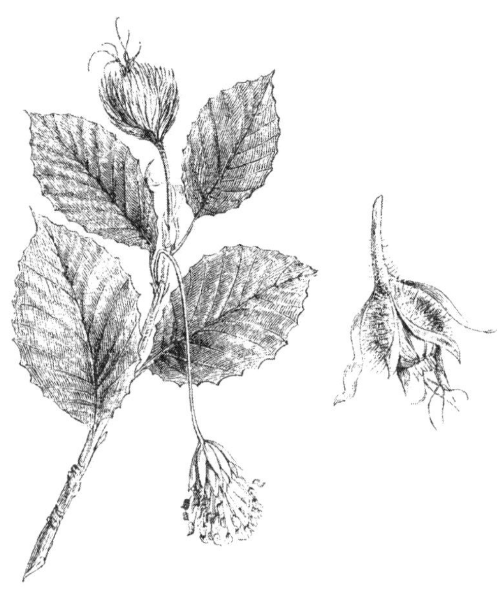

Deutsche Bezeichnung	**Rotbuche**
Lateinische Bezeichnung	Fagus sylvatica
Herstellungsverfahren	Kochmethode
Blütezeit	April bis Mai
Positives Potential	Güte, Verständnis und Toleranz
Negatives Potential	Intoleranz, Kritik und Verständnislosigkeit
Kurzbeschreibung	Mangelndes Einfühlungsvermögen führt zu arrogantem und intolerantem Verhalten mit einem Hang zur Kritiksucht und Verurteilung, Besserwisserei
Grundgefühl	„Ich lehne die Ansichten und Lebensweisen anderer Menschen ab."
Typische Aussage	„Der hat ja gar keine Ahnung."

Das negative Potential der Bachblüte

Beech thematisiert in erster Linie Toleranz. Jemand, der anderen Menschen stets intolerant begegnet und Kritiken austeilt, ohne zu zögern, kann von dieser Bachblüte enorm profitieren. Diese Menschen sind so stark auf die Fehler und das, was schlecht läuft, konzentriert, dass sie blind für all die guten und schönen Dinge im Leben werden. Schwachstellen, suboptimale Bedingungen und Imperfektionen scheinen ihre Aufmerksamkeit wie magisch anzuziehen, sodass sie stets etwas auszusetzen finden. Wen wundert es da noch, dass diese Persönlichkeiten stets nörgeln und alles schlechtmachen?

Menschen mit einem negativen Potential der Bachblüte Beech richten ihren scharfen, kritiksuchenden Blick in erster Linie auf alles, was um sie herum stattfindet. Dabei werden weder andere Meinungen noch andere Perspektiven oder ein anderes Weltbild akzeptiert, denn nur die eigene Sichtweise entspricht der Wahrheit, die gut und gerne einmal als „absolut" hingestellt wird. Alles, was sich außerhalb ihrer eigenen Welt befindet, scheint unmöglich zu sein. Dabei ist die Kritik in den seltensten Fällen tatsächlich konstruktiv. Meist sind die Bewertungen und Verurteilungen dieser Persönlichkeiten unberechtigt, unangemessen und überzogen.

Feste Vorurteile und Annahmen über das Leben verbauen diesen Menschen, für die die Bachblüte Beech geeignet ist, echtes Verständnis und Toleranz gegenüber den Mitmenschen. Fingerspitzengefühl, Sympathie und Mitgefühl sind ebenfalls fehl am Platz.

Das natürliche Resultat ist die Isolation und Distanzierung von ihrem sozialen Umfeld. Arroganz, Unnachgiebigkeit und Abwertungen machen es dem Beech-Persönlichkeitstyp schwer, anderen entgegenzukommen und Verbindungen aufzubauen, insbesondere dann, wenn schon die kleinsten Dinge wie ein falscher Blick oder ein komisches Outfit ausreichen, um Unfreundlichkeit, Beleidigungen und Demütigungen zu triggern. Das kann auch zu persönlichen Beschwerden wie Entzündungen, hohem Blutdruck, Rückenbeschwerden, Schmerzen und Unverträglichkeiten führen.

Es kommt jedoch auch vor, dass Persönlichkeiten, die das negative Potential der Bachblüte Beech in sich tragen, auf die genau entgegengesetzte Weise agieren. Diese Menschen tolerieren alles und jeden, selbst dann, wenn es unangemessen ist, die Dinge durchgehen zu lassen. Kritik wird hier gemieden wie die Pest und stets ist alles „Friede, Freude, Eierkuchen". Alles wird stets beschönigt und übertrieben verständnisvoll betrachtet. Was sich dahinter verbirgt, ist jedoch die eigene Angst vor Kritik, weshalb jeglichen Konflikten aus dem Weg gegangen wird, die andere dazu veranlassen könnte, die eigenen Ansichten und Lebensweise zu bewerten und zu verurteilen. Deshalb halten diese Menschen ihre Bewertungen lieber für sich und zeigen sich ihrem Umfeld auf eine unnatürlich tolerante Art und Weise. Ob Menschen, die sich mit der Bachblüte Beech identifizieren können, nun übertrieben tolerant sind oder unter keinen Umständen Toleranz zeigen können, ist zweitrangig, denn beide Fälle beschreiben in der Regel Menschen, die stark unter Einsamkeit zu leiden haben.

Anwendungsbereich der Bachblüte

Die Bachblüte Beech kann in folgenden Fällen zum Einsatz kommen:

- Es wird ständig Kritik an jedem und allem ausgeübt.
- Strenge und Verbissenheit verhindern jede Freude.
- Die Inkompetenz und Fehler anderer Menschen lösen Stress aus.
- Die eigenen Ansichten bezüglich Moral und Werte werden als die einzig richtigen gehalten.
- Perfektion steht an oberster Stelle.
- Einsamkeit und Unglück bestimmen das Leben.
- Es wird diskriminiert oder man wurde selbst diskriminiert.

Die Wirkung der Bachblüte - das positive Potential

Beech ist die Bachblüte, die bewirkt, dass sich ein gesundes Maß von Toleranz einstellen kann. Anwender lernen dadurch, ihre Mitmenschen trotz anderer Meinungen zu schätzen und dass jeder unter uns Schwächen hat und auch einmal Fehler begeht – einschließlich man selbst. Das bedeutet jedoch nicht, dass die eigenen Sichtweisen aufgegeben werden müssen, denn Betroffene sind in der Lage, ihre Überzeugungen und Ideale zu verteidigen, ohne dabei zu vergessen, dass jeder Mensch die Freiheit hat, seine eigenen Meinungen zu besitzen.

Unter Umständen gelingt es diesen Menschen sogar, auf andere zuzugehen, um von deren Ansichten zu lernen. Beech hilft dabei, den krampfhaften Fokus von allem Schlechten, Unperfekten und Suboptimalen zu lösen und stattdessen das Schöne in den Dingen zu finden. Die Bachblüte fördert das Annehmen und Betrachten ohne Wertung. Kritiken müssen dafür nicht vermieden werden, sondern sollten lediglich konstruktiver Natur sein und auf eine gefühlvollere und wohlwollendere Art vermittelt werden.

Nr. 04 Centaury: Die Willenskraft-Blüte

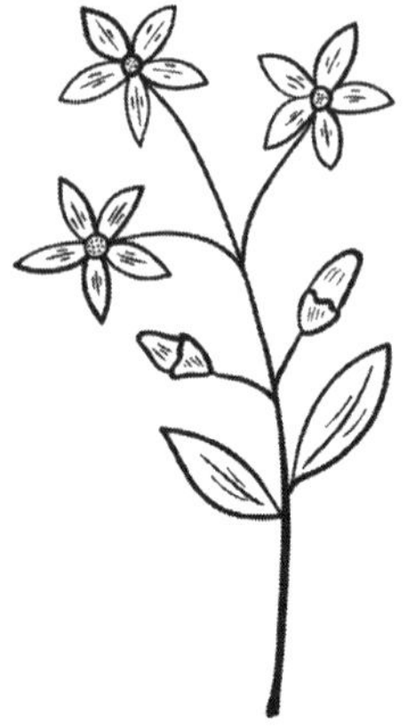

Deutsche Bezeichnung	**Tausendgüldenkraut, Fieberkraut, Bitterkraut**
Lateinische Bezeichnung	Centaurium erythraea
Herstellungsverfahren	Sonnenmethode
Blütezeit	Juni bis September
Positives Potential	Selbstbestimmung und innere Stärke, bewusste Unterstützung
Negatives Potential	Willensschwäche und Unterwürfigkeit
Kurzbeschreibung	Der eigene Wille ist zu schwach, sodass ein „Nein" unmöglich scheint, weil die Wünsche anderer überbewertet werden. Gutmütigkeit wird oft ausgenutzt.
Grundgefühl	„Eigentlich will ich das gar nicht, aber ich weiß nicht, wie ich „Nein" sagen soll."
Typische Aussage	„Warum werde ich nur immer ausgenutzt?"

Das negative Potential der Bachblüte

Menschen, die darunter leiden, weil sie zu gutmütig sind, werden Unterstützung durch die Bachblüte Centaury erfahren können. Selbstloses Dienen ist zwar eine hohe Tugend des Menschen, doch im negativen Ausdruck fühlt sich der Betroffene dazu gezwungen – das ist keine echte Selbstlosigkeit, sondern lediglich Unterwürfigkeit und Gehorsam. Die übertriebene Opferbereitschaft führt dazu, dass nie ein „Nein" zu hören ist, wenn um etwas gebeten wird. Diese Persönlichkeit springt sofort, wenn man nur mit den Fingern schnipst. Dabei kann sie nicht auf sich selbst achten, indem sie sich zurückzieht, wenn die ihr übertragene Aufgabe unangemessen ist oder ihr die Kraft dazu fehlt.

Überforderung, die Überschreitung der persönlichen Grenzen, starke körperliche und geistige Belastung, Erschöpfung und Müdigkeit sind meist Begleiterscheinungen dieses negativen Potentials von Centaury. Ebenso können sogar Abmagerung, Immunschwäche, Krebs, Hautprobleme, Magenbeschwerden, Lungenerkrankungen, Osteoporose, Wirbelsäulenbeschwerden und Rückenprobleme auftreten, weil die „Last", die man sich selbst aufgebürdet hat, einfach zu schwer geworden ist. Dieser Mensch ist zu einem Sklaven seines Umfeldes geworden.

Fremdbestimmung ist hier das Stichwort. Kein Wunder, dass der eigene Seelenplan in Vergessenheit gerät, wenn immer nur anderen freiwillig gedient wird, ohne dies im Einklang mit sich selbst zu tun. Mangelnde Willensschwäche verhindert, sich für die eigenen Bedürfnisse einzusetzen und sich nicht bei den ersten Anzeichen einschüchtern zu lassen. Diese Menschen sind leicht zu manipulieren, zu bevormunden, auszunutzen und herumzukommandieren. Dabei leisten sie nicht einmal Widerstand, denn sie haben ihr Schicksal als ängstliche, unterwürfige Menschen hingenommen.

Anwendungsbereich der Bachblüte

Die Bachblüte Centaury kann in folgenden Fällen zum Einsatz kommen:

- Wiedersprechen scheint unmöglich.
- Es wird stets artig getan, was andere von einem verlangen.
- Es wird sich anderen automatisch untergeordnet.
- Die Ansichten und Wünsche anderer werden über die eigenen gestellt.
- Man ist den Mitmenschen hörig.
- Der eigene Wille wird den anderen zuliebe aufgegeben.
- Man lebt, um anderen dienlich zu sein.
- Übertriebene Hingabe an Mitmenschen verhindert Selbstverwirklichung.

Die Wirkung der Bachblüte – das positive Potential

Die Bachblüte Centaury bewirkt, dass sich der Anwender über sich selbst und seine eigenen Bedürfnisse klar werden kann. Er lernt, was es heißt, nicht nur zu geben, sondern auch zu empfangen, denn jemand, der anderen dienen möchte, muss in erster Linie sich selbst dienen können.

Dafür sind Willenskraft und Durchsetzungsvermögen notwendig, denn Centaury animiert dazu, selbstbewusst die eigenen Grenzen zu bewahren, Bedürfnisse entschieden zu kommunizieren und standhaft für das eigene Glück zu sorgen. Schließlich lehrt diese Bachblüte, was es heißt, nicht aus Pflichtbewusstsein zu dienen, sondern aus reiner Liebe als Teil der Seelenaufgabe – jedoch ohne sich dabei selbst aus den Augen zu verlieren.

Nr. 05 Cerato: Die Intuitions-Blüte

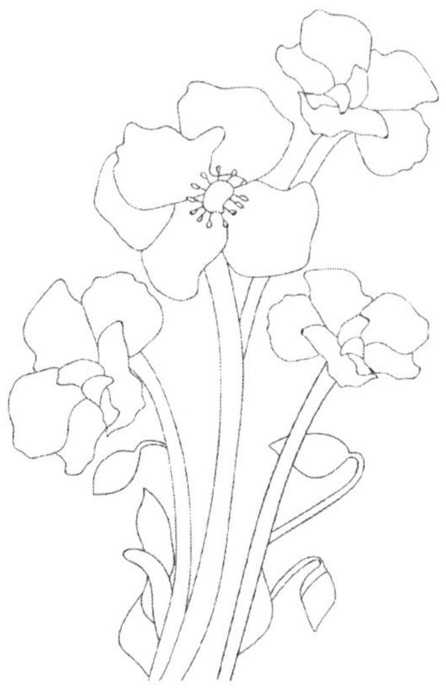

Deutsche Bezeichnung	**Bleiwurz, Hornkraut, Hornnarbe**
Lateinische Bezeichnung	Ceratostigma willmottianum
Herstellungsverfahren	Sonnenmethode
Blütezeit	August bis Oktober
Positives Potential	Selbstsicherheit, innere Gewissheit und Urteilsfähigkeit
Negatives Potential	Unsicherheit und auf der ständigen Suche nach Rat, Urteilsschwäche
Kurzbeschreibung	Der eigenen Intuition wird nicht genügend Vertrauen geschenkt.
Grundgefühl	„Ich weiß nicht, wie ich es machen soll."
Typische Aussage	„Andere Menschen wissen es eh besser als ich."

Das negative Potential der Bachblüte

Die Ausprägung der Bachblüte Cerato ist von einem Zweifel an der eigenen Intuition und Weisheit geprägt, weshalb dieses innere Wissen missachtet wird. Der Verstand von Menschen, denen zu der Einnahme dieser Essenz geraten wird, möchte sich nicht auf das Gefühl verlassen und hat dadurch Schwierigkeiten mit dem Treffen von Entscheidungen – er möchte einfach nichts falsch machen. Persönlichkeiten, die das negative Potential Ceratos ausleben, leiden an einem wenig vorhandenen Urteilsvermögen. Der Mangel an Vertrauen in die persönlichen Überzeugungen und Meinungen zieht die Orientierung an denen der Mitmenschen nach sich: Statt das zu tun, was man selbst für richtig hält, lässt man sich in seinem Denken und Handeln lieber von anderen führen – auch wenn man dabei sich selbst verliert. Das kann sich auf körperlicher Ebene durch Kopfschmerzen, Immunschwäche, Herzprobleme oder Verspannungen zeigen.

Es ist nicht so, dass diese Menschen keine Weisheit und kein Wissen besitzen, um Entscheidungen selbstständig zu treffen. Sie nutzen diese nur einfach nicht, weil sie bezweifeln, dass etwas, was sie selbst auswählen, jemals das Richtige sein könnte. Sie brauchen Gewissheit und fragen deshalb bei anderen nach. Sie suchen nach Mitmenschen, die ihnen sagen, was sie tun sollen, und die sie unbewusst imitieren können. Dieses hilflose, unselbstständige und ratlose Verhalten zeugt von großer Unsicherheit.

In Abhängigkeit von anderen Meinungen und Entscheidungen können sich diese Persönlichkeiten leicht in die Irre führen lassen, weil sie zwar die richtige Entscheidung für *andere* treffen, diese aber nicht zwangsläufig die richtige auf dem eigenen Lebens- und Seelenweg sein muss.

Anwendungsbereich der Bachblüte

Die Bachblüte Cerato kann in folgenden Fällen zum Einsatz kommen:

- Es werden stets andere um Rat gebeten.
- Man neigt dazu, auf jede neue Diät, Methode oder Anpreisungen anderer hereinzufallen.
- Es besteht eine Tendenz zur Naivität und anderen alles zu glauben.
- Man ist der Meinung, nicht gut für sich selbst entscheiden zu können.
- Das eigene Wissen und die eigene Intuition werden untergraben und nicht berücksichtigt.
- Eigene Potentiale und Fähigkeiten werden nicht zur Anwendung gebracht.

Die Wirkung der Bachblüte – das positive Potential

Der Kernaspekt der Heilwirkung liegt in der Förderung des Vertrauens in das eigene Gefühl, die Intuition und die Weisheit. Cerato stärkt das Urteilsvermögen und unterstützt alles, was die Selbstsicherheit erhöht. Der Anwender lässt das Bedürfnis gehen, sich stets die Bestätigung anderer einholen zu müssen, denn er hört nunmehr seiner eigenen inneren Stimme zu. So entstehen zunehmend Selbstständigkeit, Unabhängigkeit und innere Reife, die dem Betroffenen helfen, seine persönlichen Fähigkeiten und Kompetenzen zu erkennen. Er bringt nun endlich sein angesammeltes Wissen zum Einsatz, sogar dann, wenn er Fehler riskieren könnte.

Nr. 06 Cherry Plum: Die Loslassen- und Gelassenheits-Blüte

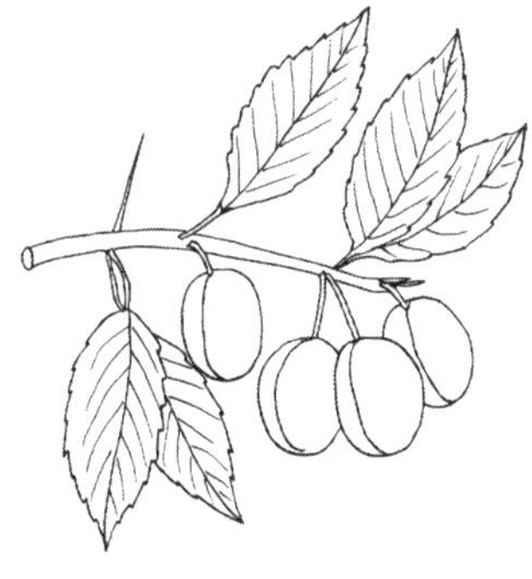

Deutsche Bezeichnung	**Kirschpflaume, Wildpflaume**
Lateinische Bezeichnung	Prunus cerasifera
Herstellungsverfahren	Kochmethode
Blütezeit	Februar bis April
Positives Potential	Entspannung, Gelassenheit, Selbstkontrolle und Ruhe des Gemüts
Negatives Potential	Potentielle Kurzschlusshandlungen, Gefühlsdruck und Mangel an Selbstbeherrschung
Kurzbeschreibung	Die Angst vor dem inneren Loslassen rührt von der Angst von unkontrollierten Gefühlsausbrüchen und der Angst, den Verstand zu verlieren.
Grundgefühl	„Ich sitze auf einem Pulverfass."
Typische Aussage	„Gleich explodiere ich!"

Das negative Potential der Bachblüte

Die Bachblüte Cherry Plum wird mit Menschen in Verbindung gebracht, die sich nicht selbst unter Kontrolle haben. Nicht selten kommt es vor, dass diese die Beherrschung verlieren, weil sie den Störungen ihrer Emotionen und ihres Gefühlslebens zu erliegen scheinen. Das Chaos in ihrem Inneren gibt diesen Menschen schnell das Gefühl, verrückt zu werden und durchzudrehen. Äußerlich treten häufig Symptome wie Menstruationsbeschwerden, Bulimie, Migräne, Magenprobleme, hoher Blutdruck oder Zähneknirschen auf.Negative Gedanken, vor deren Realisierung der Betroffene sich fürchtet, kreisen in seinem Kopf, ohne dass er diese abschalten könnte. Er empfindet sie selbst als unangemessen, peinlich, pervers oder gestört, doch er kann dieses Gefühl, von seinen Gedanken „besessen" zu sein, einfach nicht loslassen. Das deutet an, dass diese Menschen sich nicht einmal mit diesen Persönlichkeitsanteilen identifizieren, dabei spalten sie diese von sich ab. Die Verdrängung aller Negativität ist jedoch letztendlich das, was Menschen des Cherry-Plum-Typs so viel Kraft und Energie raubt. Sie hoffen, sich durch diese Maßnahme von ihrer Schattenseite befreien zu können. Sie erreichen damit jedoch lediglich, dass sie in jedem wachen Moment damit beschäftigt sind, diese „Tür in den dunklen Keller ihres Unterbewusstseins" mit aller Gewalt zuzuhalten, durch die all die ungewollten Gefühle herausbrechen wollen.

Hier ist ein gewaltiger innerer Konflikt entstanden, der den Hinweis auf die Kluft zwischen dem, was die Seele will, und dem, was das Ego fordert, liefert. Wenn sich diese Menschen nach außen hin immerzu brav und folgsam darstellen wollen, aber es innerlich in ihnen kocht, weil sie auch einmal mit der Faust auf den Tisch hauen wollen, entsteht eine Störung, die der Betroffene zu verdrängen versucht. Durch die Unterdrückung der eigenen Empfindungen baut sich so zunehmend ein innerer Druck auf, der sich früher oder später auf die eine oder andere Weise entladen wird. So verliert dieser Mensch sein Gespür für seine Gefühle und kann sie erst wahrnehmen, wenn es schon zu spät ist. Je stärker die verdrängten Gefühle sind und je länger diese unter der Oberfläche brodeln, desto zerstörerischer wird die unvermeidbare Explosion sein.

Anwendungsbereich der Bachblüte

Die Bachblüte Cherry Plum kann in folgenden Fällen zum Einsatz kommen:

- Die Kontrolle über die eigenen Gefühle und die dadurch ausgelösten Taten sind verloren gegangen.
- Es besteht die Angst, Gefahr zu laufen, gewalttätig zu werden oder Dinge zu zerstören.
- Wut, Zorn und Hass scheinen die Selbstkontrolle außer Kraft zu setzen.
- Die Angst, verrückt zu werden, macht sich breit.

Die Wirkung der Bachblüte – das positive Potential

Cherry Plum bringt Gelassenheit, was ein wahrer Segen für Menschen ist, die unter ihrem Gefühlschaos und mangelnder Selbstkontrolle leiden. Die sich breit machende Entspannung ermöglicht einen neuen Blick auf das eigene innere Erleben, denn so kann der Anwender lernen, sich selbst mit seinen Emotionen wahrzunehmen. Er erlangt wieder Kontrolle über seine Empfindungen und Handlungen, weil es nicht länger die willkürlichen Impulse sind, die ihn zu steuern scheinen. Die Vogelperspektive über das innere Gefühlsleben ermöglicht das Erkennen, bei welchen Gefühlen es angebracht ist, diese auszuleben, und welche keinen Raum bekommen sollten. Es kehren endlich Ordnung und Ruhe ein.

Nr. 07 Chestnut Bud: Die Lern-Blüte

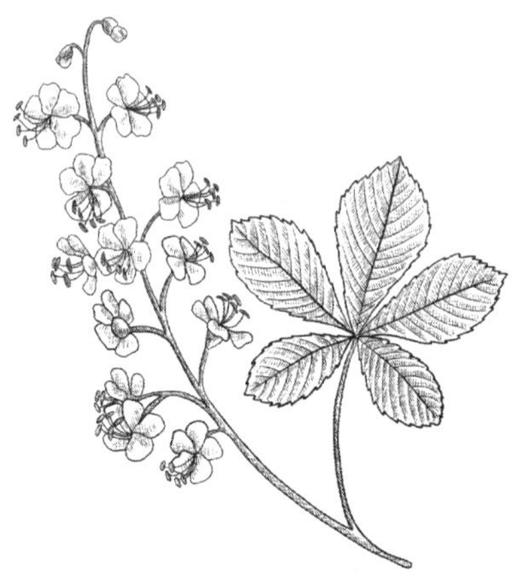

Deutsche Bezeichnung	**Knospe der Rosskastanie**
Lateinische Bezeichnung	Aesculus hippocastanum
Herstellungsverfahren	Kochmethode
Blütezeit	April
Positives Potential	Erfahrung, Reife und Lernfähigkeit
Negatives Potential	Wiederholung von Fehlern und Lernschwäche, Leichtsinn
Kurzbeschreibung	Die fehlende Verarbeitung der persönlichen Erfahrungen, man kann nicht aus seinen Fehlern lernen
Grundgefühl	„Ich wiederhole immer wieder meine Fehler."
Typische Aussage	„Ich werde es eh nie lernen."

Das negative Potential der Bachblüte

Lernschwäche ist das zentrale Thema der Menschen, die das negative Potential der Bachblüte Chestnut Bud ausleben. Sie wiederholen Fehler immer wieder aufs Neue, weil sie die Verbindungen nicht erkennen können und keine Erkenntnisse aus ihnen ziehen. Von persönlicher Weiterentwicklung fehlt hier jede Spur, denn der Betroffene ist seinen alten Denk- und Verhaltensmustern auch dann erlegen, wenn er doch eigentlich etwas verändern möchte. So macht er immer wieder schlechte Erfahrungen mit ein und demselben Typ Partner oder gerät immer wieder in dieselbe missliche Lage, sei es beruflich oder privat. Kein Wunder, dass er auch in gesundheitlicher Hinsicht auf der Stelle tritt, denn häufig kehren bei diesen Menschen körperliche Beschwerden immer wieder, weil sie nicht gelernt haben, deren Ursachen zu meiden. Zudem können sie Übergewicht, niedrigen Blutdruck oder Verdauungsstörungen aufweisen. Persönlichkeiten des Chestnut-Bud-Typs neigen dazu, Probleme und Konflikte als gelöst zu bezeichnen, sobald sie aus dem Geist verdrängt sind, ganz unter dem Motto: Was ich nicht sehen kann und woran ich nicht denke, ist auch nicht da. Auch Konzentrationsprobleme und eine niedrige Aufmerksamkeitsfähigkeit sind Anzeichen für das negative Potential dieser Bachblüte. Das liegt an dem Umstand, dass diese Menschen dazu neigen, sich auf zukünftige Dinge einzustellen, statt dem Hier und Jetzt ihr Bewusstsein zu schenken. Sie nehmen sich gar nicht erst die Zeit, um gemachte Erfahrungen durch Reflexion zu verarbeiten und daraus wertvolle Erkenntnisse für die Gegenwart und Zukunft zu ziehen. Stattdessen sind die Gedanken bereits ganz woanders, weshalb diese Persönlichkeiten mitunter zerstreut, unüberlegt und ungeschickt wirken.

Anwendungsbereich der Bachblüte

Die Bachblüte Chestnut Bud kann in folgenden Fällen zum Einsatz kommen:

- Es zeigt sich eine Tendenz zum langsamen Lernen in sämtlichen Lebensbereichen.
- Es besteht kein oder nur wenig Interesse am Leben.
- Es wird sich eher an der Zukunft statt an der Gegenwart ausgerichtet.
- Erfahrungen, die als negativ wahrgenommen werden, werden nicht verarbeitet, weil sich sofort in neue Erfahrungen gestürzt wird.
- Es mangelt an Bereitschaft, aus eigenen Fehlern oder denen von anderen zu lernen.
- Körperliche Beschwerden kehren immer wieder, weil nicht gelernt wird, die auslösenden Reize zu vermeiden.

Die Wirkung der Bachblüte – das positive Potential

Chestnut Bud unterstützt den Anwender bei der Erkenntnis, dass Empfindungen wie Enttäuschung, Unglück, Leid und Schmerz lediglich Signale sind, die zu einer Veränderung der gegenwärtigen Lebensumstände animieren. Menschen, die von der Einnahme der Bachblütenessenz profitieren können, verschließen nun nicht länger die Augen vor ihren Fehlern. Sie betrachten sie endlich als Chance, um sich weiterzuentwickeln, indem sie aus diesen lernen.

Wann immer Schwächen und Probleme bezüglich der Lernfähigkeit eines Menschen auftreten, ist Chestnut Bud eine gute Wahl. Diese Bachblüte hilft dabei, Dinge zu verstehen, sie sich zu merken, sie mit anderen Dingen in Relation zu setzen und Zusammenhänge herzustellen. Die Essenz erhöht die Aufmerksamkeit für das Hier und Jetzt, indem die Fähigkeit zur Beobachtung sowie das Auffassungsvermögen verbessert werden. So entsteht durch Konzentration und Achtsamkeit geistige Reife.

Nr. 08 Chicory: Die Überfürsorglichkeits-, Beziehungs- und Mütterlichkeits-Blüte

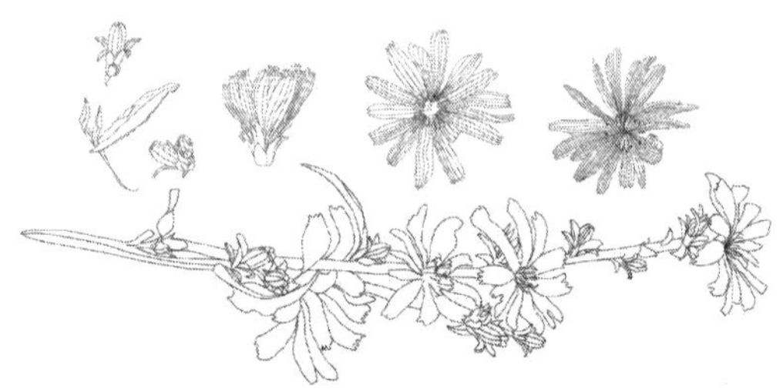

Deutsche Bezeichnung	**Zichorie, Wegwarte**
Lateinische Bezeichnung	Cichorium intybus
Herstellungsverfahren	Sonnenmethode
Blütezeit	Juli bis September
Positives Potential	Uneigennützigkeit und bedingungslose Liebe
Negatives Potential	Berechnung, besitzergreifend, Manipulation, Klammern, Überfürsorglichkeit und fordernde Liebe
Kurzbeschreibung	Der besitzergreifende Charakter mischt sich in fremde Angelegenheiten ein und neigt zur Kritiksucht. Der Wunsch nach vollumfänglicher Aufmerksamkeit und Zuneigung durch das soziale Umfeld führt zu einer Erwartungshaltung, die, wenn die Wünsche nicht erfüllt werden, in Selbstbemitleidung ausartet.
Grundgefühl	„Aufopferung bringt mir Zuneigung und Liebe."
Typische Aussage	„Ich opfere mich für meine Liebsten auf, aber das tue ich doch gern."

Das negative Potential der Bachblüte

Menschen, denen das negative Potential der Bachblüte Chicory innewohnt, machen die Liebe zu etwas Egoistischem. Sie missbrauchen sie regelrecht, um ihre übertriebenen Bedürfnisse nach Nähe und Dankbarkeit zu befriedigen, wobei sie sich der Macht der Emotionen durch das Einreden von schlechtem Gewissen, das Hervorlocken von Mitgefühl oder der Drohung mit Liebesentzug bedienen. Das rächt sich jedoch durch eigene gesundheitliche Beschwerden wie Magengeschwüre, Asthma, Bronchitis, Migräne, Herzprobleme, Verspannungen, Verstopfung oder Depressionen.

Mit bedingungsloser Liebe haben die Verhaltensweisen dieser Persönlichkeiten nichts zu tun, denn für Zuwendung durch Mitmenschen sind sie bereit, vieles zu tun. Sie verkaufen es als starke Fürsorglichkeit, doch dahinter verbergen sich meist unbewusste, aber dennoch gezielte Tricks, die die Liebe anderer Menschen sichern soll. Dabei sorgt sich der Betroffene so stark um das Wohlergehen seiner Liebsten, dass er sich für sie ungefragt aufopfert. Er übernimmt Aufgaben, die nicht zu seinem Bereich gehören, und versucht, seinen Liebsten deren Probleme abzunehmen. Indem sie anderen Glück und das Paradies bescheren, möchten diese Menschen sich insgeheim wichtig und unentbehrlich machen, mit dem Ziel, dass der andere bei ihnen bleibt, an sie gebunden wird und dankbar ist.

Die Bachblüte Chicory wird nicht umsonst mit Berechenbarkeit und Taktik gleichgesetzt. Persönlichkeiten, die ihr negatives Potential ausleben, verhalten sich nicht nur unbewusst besitzergreifend, sondern würden sogar bis zur Manipulation ihrer Mitmenschen gehen. All das erscheint für sie notwendig, um sich die Liebe anderer zu sichern, wodurch jedoch eine starke Form der Abhängigkeit entsteht. Nur, wenn es den anderen gut geht und man selbst am besten für dieses Wohlergehen verantwortlich ist, kann einem Aufmerksamkeit und Zuwendung zuteilwerden – so die Denkweise dieser Menschen. Dadurch drehen sich ihre Gedanken stets um die anderen und sie mischen sich in deren Leben ein, weil sie glauben, zu wissen, was das Beste für sie ist. Werden diese Aufopferung und Überfürsorglichkeit jedoch zurückgewiesen, so reagieren Persönlichkeiten des Chicory-Typs meist mit Selbstmitleid, weil sie sich unfair behandelt, zu wenig geliebt, wertgeschätzt und vernachlässigt fühlen. Dabei ist es unmöglich, ihre Erwartungen zu erfüllen, denn diese sind in der Regel völlig überzogen.

Anwendungsbereich der Bachblüte

Die Bachblüte Chicory kann in folgenden Fällen zum Einsatz kommen:

- Eltern neigen zu überbesorgtem und helikopterähnlichem Verhalten (Überbehütung).
- Fürsorge wird auch dann reichlich gegeben, wenn sie unerwünscht ist.
- Die Erwartung von Dank begleitet jedes Wort und jede Tat.
- Die Persönlichkeit ist nachtragend.
- Gefühle werden als Erpressung zur Erreichung eigener Ziele verwendet.
- Die gezeigte Liebe ist berechnend und verfolgt Ziele.
- Es besteht eine Tendenz zum Selbstmitleid.
- Aufmerksamkeit wird gegebenenfalls sogar erzwungen.

Die Wirkung der Bachblüte – das positive Potential

Die Bachblütenessenz Chicory lässt den Anwender das Konzept bedingungsloser Liebe verstehen. Er lernt dadurch, dass Forderungen, Macht, Zwang und Manipulation nichts damit zu tun haben und diese sogar verprellen. Betroffene, die von der Einnahme der Essenz profitieren, werden besser darin, ihre Mitmenschen loszulassen und unabhängig von deren Zuneigung Lebensfreude zu entwickeln. Sie entdecken, dass es nicht ihre Seelenaufgabe ist, die Fürsorge anderer übermäßig auszuleben, sondern die Liebe in sich selbst zu finden, ohne sich dafür aufzuopfern. Die Erkenntnis, dass man selbst immer genügend Zuwendung von den Mitmenschen bekommt und dies, ohne dafür etwas tun zu müssen, ist ein wichtiger Schritt für den Anwender von Chicory. Der Betroffene gibt nicht länger, um zu bekommen, sondern weil er es ohne Erwartungen und Eigennutz tun *möchte*.

Nr. 09 Clematis: Die Realitäts- und Tagträumereien-Blüte

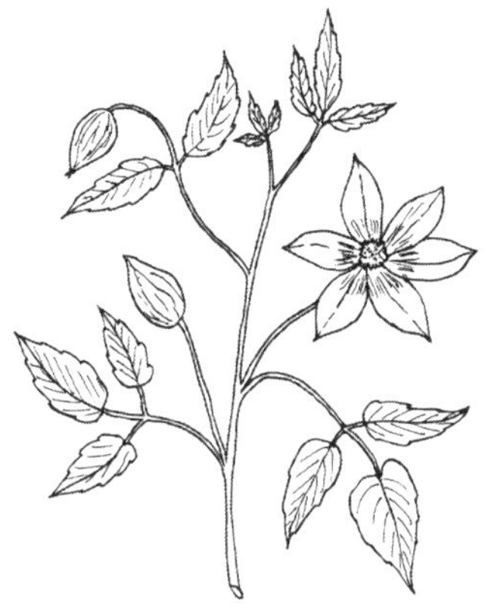

Deutsche Bezeichnung	**Waldrebe**
Lateinische Bezeichnung	Clematis vitalba
Herstellungsverfahren	Sonnenmethode
Blütezeit	Juli bis September
Positives Potential	Aufmerksamkeit und Wachsein, Realitätsnähe und -gestaltung
Negatives Potential	Geistige Abwesenheit, Tagträumereien und Flucht vor der Realität
Kurzbeschreibung	Tagträumereien lassen die Gedanken stets in andere Welten abdriften, wodurch die Aufmerksamkeit für das eigene Umfeld und den gegenwärtigen Moment abgezogen wird.
Grundgefühl	„Ich lebe in meiner Traumwelt."
Typische Aussage	„Das ist mir alles zu blöd, ich bin dann mal weg."

Das negative Potential der Bachblüte

Ein mangelndes Interesse an der Gegenwart kann dazu führen, dass eine Traumwelt reizvoller erscheint als die Realität, auch wenn sie illusorisch ist. Das negative Potential der Bachblute Clematis steht stellvertretend für Menschen, die zur Flucht vor der Wirklichkeit neigen und deshalb geistig abwesend und verträumt wirken. Es kann mitunter vorkommen, dass bewusstseinsverändernde Substanzen wie Drogen missbraucht werden, um sich in diesen Zustand zu versetzen. Sie haben nicht nur den Bezug zum Hier und Jetzt verloren, sondern auch zur Erde. Während diese Persönlichkeiten in Gedanken in anderen Welten schweben, bleiben der Körper und seine Sinne unberücksichtigt. Damit ignoriert sie den Fakt, dass die Seele nicht ohne Grund auf dem Planeten Erde inkarniert ist, nämlich um die grobstoffliche Ebene in

Erfahrung zu bringen. Der Clematis-Typ hingegen nimmt sich aus diesem Vorhaben heraus, indem er seinen Tagträumereien Priorität schenkt.

Wer sich seiner Fantasie zu sehr hingibt und nicht unterscheiden kann, was real ist und was nicht, verwechselt hier und da die Wirklichkeit mit Utopie. Das negative Potential der Clematis kann deshalb mit wilden Lösungen, unhaltbaren Spekulationen oder absurden Ideen einhergehen. In der echten Welt geschehen jedoch keine magischen Wunder, wie diese Menschen sie sich vorstellen. Das können sie jedoch nicht akzeptieren, weshalb sie einfach weiter in ihrer eigenen Welt leben, in der sie sich mittels ihrer Fantasie ihre eigenen Regeln schaffen. Die starke geistige Aktivität, die von der Bachblüte Clematis begleitet wird, birgt ein großes Verlangen nach Schlaf, weshalb Betroffene häufig zerstreut, weggetreten, unachtsam, unordentlich und unzuverlässig wirken. Sie verbrauchen sämtliche Energie für ihre geistigen Fantasiereisen, wodurch es ihnen auf der körperlichen Ebene an Vitalität mangelt. Nicht selten lässt die Seh- und Hörfähigkeit dieser Menschen nach oder sie weisen einen niedrigen Blutdruck, Durchblutungsstörungen, Magenprobleme, Immunschwäche, Anämie oder Schilddrüsenbeschwerden auf. Empfindungen, die die Sinne und Gefühle betreffen, haben wenig Chance, zu ihnen durchzudringen, ebenso wie Reize aus der Umgebung. Die eigene Vorstellung ist und bleibt das Zentrum der Aufmerksamkeit dieser Menschen.

Anwendungsbereich der Bachblüte

Die Bachblüte Clematis kann in folgenden Fällen zum Einsatz kommen:

- Man wirkt geistig abwesend und zerstreut.
- Es zeigt sich eine starke Fantasie, die nicht immer von der Realität unterschieden werden kann.
- Die Neigung zur Realitätsflucht führt mitunter dazu, sich den ganzen Tag von unterhaltenden Medien berieseln zu lassen.
- Man lebt in einer Traumwelt.

Die Wirkung der Bachblüte – das positive Potential

Erdung und der Sinn für die Realität sind Dinge, die die Bachblüte Clematis fördert. Die Einnahme der Essenz bewirkt, dass der Anwender wieder mehr Interesse für sein Leben als materielles Wesen entwickelt und dadurch besser im Hier und Jetzt verankert wird. Das geht mit einer verbesserten Aufmerksamkeit und Achtsamkeit einher, zudem verlagert sich das Einsatzgebiet der Fantasie, die nicht länger zur Flucht, sondern zur Findung kreativer Lösungen für Probleme genutzt wird. Das positive Potential der Bachblüte Clematis zeichnet sich durch Zuverlässigkeit, Ordnung, Konzentration und geistige Wachheit aus. Plötzlich erkennt der Anwender, dass auch die Realität durchaus faszinierend ist und es sich lohnt, sein Leben aktiv als Schöpfer zu gestalten.

Nr. 10 Crab Apple: Die Reinigungs- und Ordnungs-Blüte

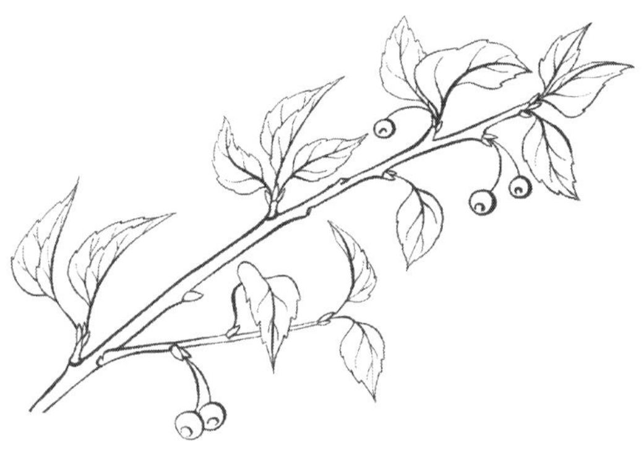

Deutsche Bezeichnung	**Holzapfel, Wildapfel**
Lateinische Bezeichnung	Malus sylvestris pumila
Herstellungsverfahren	Kochmethode
Blütezeit	Mai
Positives Potential	Klarheit, innere Ordnung, Selbstannahme und Selbstliebe
Negatives Potential	Kleinlichkeit, Ordnungszwang, fanatische Reinlichkeit und Selbsthass
Kurzbeschreibung	Ein Gefühl von innerlicher Beschmutzung, Unreinheit und Infizierung erklärt den Ekel und die Scham vor sich selbst und bewirkt zwanghafte Ordnung, Sauberkeit und Fixierung auf Details.
Grundgefühl	„Alles in mir und an mir ist unrein."
Typische Aussage	„Ich bin so verschmutzt."

Das negative Potential der Bachblüte

Das negative Potential der Bachblüte Crab Apple ist in erster Linie vom Gefühl der Unreinheit geprägt. Menschen, die zu dieser Kategorie gehören, weisen eine verzerrte Wahrnehmung auf. Sie bewerten sich selbst als unperfekt und beschmutzt und stellen dies als absolute Wahrheit hin. Dabei begrenzt sich die Empfindung der Unreinheit nicht nur auf das eigene Innere, sondern kann sich auch auf die Umgebung ausweiten. Unreinheit steht hierbei nicht unbedingt für eine materielle Verschmutzung, sondern kann auch im Sinne von fehlender Makellosigkeit interpretiert werden.

Es ist kein Wunder, dass die Bereiche Sauberkeit und Ordnung für diese Menschen einen ganz besonderen Stellenwert in ihrem Leben einnehmen. Alles, was die Reinlichkeit bedroht, wird abgelehnt, so auch zum Beispiel Mahlzeiten, die nicht selbst zubereitet wurden, oder der Gang auf eine fremde Toilette, deren Reinheit man sich nie sicher sein kann. Dieses durchaus zwanghafte Verhalten kann sich auch auf gesundheitlicher Ebene ausdrücken, zum Beispiel durch die übertriebene Angst vor Bakterien und Viren, die überdramatisch betrachtet das eigene Leben bedrohen. Dies kann zu einer psychischen Störung führen, die als Hypochondrie bezeichnet wird. Der Ekel vor sich selbst kann jedoch auch zu Herpes, Akne, Schuppenflechten, Ekzemen, Aphten, Warzen, Allergien, Entzündungen, Verstopfungen oder Durchfall, Infektionen, Juckreiz oder Neurodermitis führen.

In den eigenen 4 Wänden ist stets alles in perfekter Ordnung, die durch tägliche Putzfimmel aufrechterhalten wird. Die Liebe zum Detail wird durch pedantische Kleinlichkeit ersetzt, weshalb sogar unbedeutende Feinheiten nicht geduldet werden können. In zwanghafter akribischer Manier kann der Betroffene nicht von einem bestimmten Detail lassen, bis es seiner Zufriedenheit entspricht. Alles andere würde nur dazu führen, dass er sich selbst nicht dafür ausstehen kann.

Anwendungsbereich der Bachblüte

Die Bachblüte Crab Apple kann in folgenden Fällen zum Einsatz kommen:

- Die Neigung zur Perfektion führt zu einem übertriebenen Drang nach Ordnung und Reinheit.
- Alles scheint unrein, beschmutzt und voller Krankheitserreger.
- Es zeigt sich Ekel vor Körperflüssigkeiten und es wird ständig geduscht.

Die Wirkung der Bachblüte – das positive Potential

Die Bachblüte Crab Apple reinigt den Anwender nicht nur in jeglicher Hinsicht, sondern sie reguliert auch den übertriebenen Ordnungsdrang. Sie erinnert den Betroffenen daran, dass Perfektion nicht immer möglich und auch nicht notwendig ist. Er kann sogar nach und nach die Schönheit und Struktur im Chaos entdecken, indem er sich auf das Gute konzentriert und nicht länger nur störende und makelbehaftete Details fokussiert.

Auf der persönlichen Ebene hilft die Essenz dabei, den Selbsthass, der mit dem Gefühl von Imperfektion und Unreinheit einhergeht, abzulegen und sich selbst besser anzunehmen, und zwar genau so, wie man ist. Ein Pickel hier und ein Schweißfleck da sind völlig normal und menschlich und müssen weder kaschiert werden noch liefern sie einen Grund, warum man nicht liebenswürdig sein sollte. Der Anwender lernt, sich endlich wieder wohl in seiner Haut und seiner Umgebung zu fühlen.

Nr. 11 Elm: Die Verantwortungs-Blüte

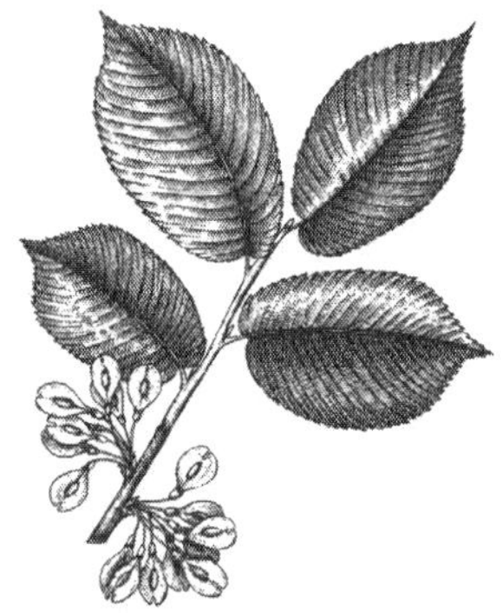

Deutsche Bezeichnung	Ulme
Lateinische Bezeichnung	Ulmus procera
Herstellungsverfahren	Kochmethode
Blütezeit	Februar bis März
Positives Potential	Zuversicht und Übernahme von Verantwortung
Negatives Potential	Verunsicherung, Mutlosigkeit, Überforderung und Gefühl des Versagens, mangelndes Selbstwertgefühl
Kurzbeschreibung	Es entsteht ein temporäres Gefühl der Überforderung und Angst vor dem Versagen, weil man sich seiner Aufgabe beziehungsweise seinen Verantwortungen nicht gewachsen fühlt.
Grundgefühl	„Diese Aufgabe ist zu groß für mich."
Typische Aussage	„Ich werde es eh nicht schaffen."

Das negative Potential der Bachblüte

Menschen, die sich selbst zu viel aufbürden und dadurch in eine Krise geraten, würden von der Bachblüte Elm profitieren. Ihr negatives Potential zeigt sich durch Empfindungen des Versagens, weil man seinen Aufgaben nicht mehr gerecht werden kann und dadurch vor der Überforderung steht.

Persönlichkeiten, die das negative Potential von Elm ausleben, haben große Erwartungen an sich selbst und ihre Tätigkeiten, wodurch sie nichts Geringeres als monumentale Dinge vollbringen wollen. Dies zeugt von einem übermäßigen Ehrgeiz, der sie an ihre persönlichen Grenzen der Belastung bringt und früher oder später zu einer Überbelastung führt. Sie haben einfach zu viele Punkte auf ihrer To-do-Liste, denen sie gerecht werden wollen. Eine verantwortungsvolle Abgabe scheint eine unmögliche Forderung zu sein, selbst dann, wenn es bedeuten würde, dass man so einer Überforderung aus dem Weg gehen kann. Deshalb gehört es nicht unbedingt zu den Stärken dieser Menschen, die eigenen Kapazitäten realistisch einschätzen zu können. Weitere Merkmale liegen in dem Zweifeln an den eigenen Kompetenzen und dem Mangel an Selbstvertrauen, obwohl man gewisse Dinge in der Vergangenheit mehrfach erfolgreich erledigen konnte. Plötzlich schätzen sich die Betroffenen als unzulänglich ein, was nur von den Versagensängsten zeugt, die sie plagen. Dabei ist das mangelnde Selbstvertrauen keine Erscheinung, mit der der Elm-Charakter grundsätzlich zu kämpfen hat, sondern es ist lediglich ein Warnsignal dafür, dass die Seele verlangt, etwas kürzerzutreten und ruhiger zu werden, bevor man sich vollständig verausgabt. Muskelverspannungen, Rückenprobleme, Zahnbeschwerden, Infekte, Anämie und Magenprobleme gehen deshalb nicht selten mit diesen Problemen einher. Das negative Potential der Bachblüte Elm ist meistens von temporärer Natur und wird vorübergehen. Dann kann jedoch auch eine leicht verminderte Leistungsfähigkeit als eine riesige Unzulänglichkeit wirken, die zukünftiges Scheitern ankündigt, auch wenn dies nicht der Fall sein muss.

Anwendungsbereich der Bachblüte

Die Bachblüte Elm kann in folgenden Fällen zum Einsatz kommen:

- Es werden sich selbst zu viele Aufgaben aufgrund von Altruismus aufgeladen.
- Es wird zu viel Verantwortung übernommen.
- Man scheitert plötzlich an einer Aufgabe.
- Es macht sich das Gefühl von Überforderung und Überlastung breit.
- Man neigt zum Überhören innerer Warnsignale.

Die Wirkung der Bachblüte – das positive Potential

Die Bachblüte Elm findet ihren Einsatz bei Menschen, die an ihre Grenzen geraten sind und bei denen dies mit einem Gefühl der Überforderung einhergeht. Sie reduziert diese Empfindungen gezielt, sodass der Anwender wieder zurück zum Vertrauen in sich selbst findet. Er lernt zudem, sich selbst und seine Fähigkeiten besser einschätzen zu können, sodass er die Übernahme von Verantwortungen mit dem abgleicht, zu dem er tatsächlich fähig ist. Seine zuvor verspürte Erschöpfung transformiert sich durch die Heilkraft der Bachblüte Elm zurück zur Schöpferkraft, wodurch nun auch schwierigere Herausforderungen überwindbar erscheinen. Die Essenz Elm erinnert daran, stets die eigenen Ressourcen so zu händeln, dass man nicht den Blick für sich selbst verliert. Wichtige Signale des Körpers werden so nicht länger überhört, sondern sogar genutzt, um frühzeitig zu erkennen, ob etwas schiefläuft. Dann können geeignete Maßnahmen wie das Abgeben von Aufgaben und Erholung getroffen werden, die den Anwender zurück in seine Kraft und Stärke führen.

Nr. 12 Gentian: Die Glaubens- und Skepsis-Blüte

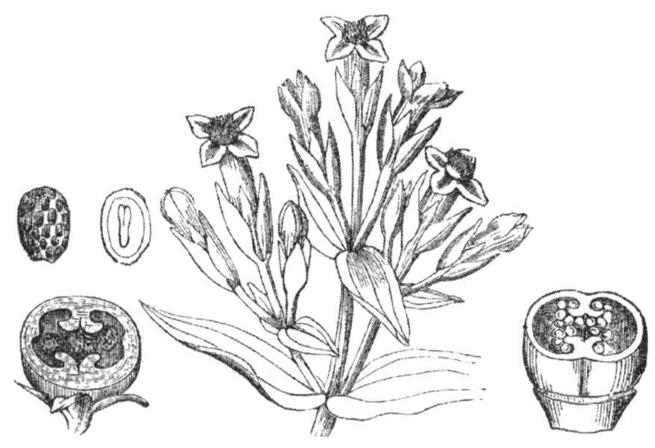

Deutsche Bezeichnung	Herbstenzian
Lateinische Bezeichnung	Gentianella amarella
Herstellungsverfahren	Sonnenmethode
Blütezeit	Juli bis September
Positives Potential	Positive Lebenseinstellung, Mut und Gottvertrauen
Negatives Potential	Entmutigung, Frustration, Zweifel und Pessimismus
Kurzbeschreibung	Der Geist wird von Skepsis, Zweifeln und Pessimismus entmutigt.
Grundgefühl	„Ich werde von Zweifeln geplagt."
Typische Aussage	„Das ist doch alles sinnlos."

Das negative Potential der Bachblüte

Das negative Potential der Bachblüte Gentian beschreibt Menschen, die sich recht leicht von Fehlschlägen entmutigen lassen und selbst auf kleinere Herausforderungen mit Frustration, Hoffnungslosigkeit und Enttäuschung reagieren. Das führt zu der Tendenz, lieber gleich aufzugeben, statt sich von den Schwierigkeiten neu triggern und angreifen zu lassen. Dabei findet der Betroffene die scheinbare Schuld bei sich selbst, denn seine gefühlte Unfähigkeit macht es unmöglich, sein Ziel zu erreichen. Willensschwäche und mangelnde Durchhaltekraft verbauen ihm jeden Erfolg.

Menschen, die den negativen Gentian-Typ ausleben, begegnen dem Leben mit einer pessimistischen Einstellung. Wenn sie umgeworfen werden, bleiben sie lieber gleich liegen, statt sich aufzuraffen und sich den Staub von den Schultern zu wischen. Ihr fehlendes Selbstvertrauen lässt einfach keine Hoffnung zu, weshalb sich Skepsis breitmacht.

Dabei ist es nicht das Leben, das diesen Persönlichkeiten ihre Erfolge raubt, sondern sie selbst sind die Ursache. Wer so wenig von den eigenen Talenten und Kompetenzen hält, wagt es nicht einmal, sich für seine Träume einzusetzen und bei der Erfüllung seiner Wünsche den nötigen Biss zu zeigen. Viel lieber kapituliert er, noch bevor ein Problem auftritt.

Das negative Potential dieser Bachblüte zeugt von einer Blindheit für das eigene Potential. Die persönlichen Stärken scheinen durch vergangene Rückschläge überdeckt zu werden, sodass Schwierigkeiten gemieden und großartige Chancen vertan werden – aus Angst, man könne sein eigenes Scheitern nicht verkraften.

So breitet sich unweigerlich tiefe Frustration aus, die von einer negativen Spirale der Niedergeschlagenheit, Melancholie und Depressionen begleitet wird. Auf der körperlichen Ebene können Allergien, Leberbeschwerden, Immunschwäche, Nervenstörungen und Krebs die Liste ergänzen.

Anwendungsbereich der Bachblüte

Die Bachblüte Gentian kann in folgenden Fällen zum Einsatz kommen:

- Der Glaube ist verloren gegangen.
- Mangel an Vertrauen.
- Es besteht Zweifel an einer positiven Zukunft.
- Man ist von Unglück geplagt und glaubt, die Gründe dafür zu kennen.
- Es muss stets alles in Frage gestellt werden.
- Eine pessimistische Einstellung zieht sich durch sämtliche Lebensbereiche und manifestiert einen Misserfolg nach dem anderen.

Die Wirkung der Bachblüte - das positive Potential

Die Bachblütenessenz Gentian ist besonders effektiv nach dem Erleben von Misserfolgen, die Entmutigung zur Folge haben, da der Betroffene die Lernchancen hinter den Rückschlägen wahrnehmen kann. Das liegt daran, weil Gentian den Optimismus und das Vertrauen in sich selbst sowie das Leben fördert, wodurch der Anwender lernt, auch einmal etwas Mutiges zu wagen und nicht so schnell klein beizugeben. Aufzugeben steht nun nicht länger zur Option, denn die innere Ausdauer und Energie, um ein Ziel zu verfolgen, scheinen unendlich zu sein. Selbst dann, wenn man scheitert, wird einfach ein neuer Versuch gewagt. Krisen und Konflikte werden zu spannenden Herausforderungen, an denen man persönlich wachsen kann. Mit Beharrlichkeit und Willenskraft kann jedes Hindernis überwunden werden. Der Anwender hat den Glauben in sich selbst wiedergefunden.

Nr. 13 Gorse: Die Hoffnungs-Blüte

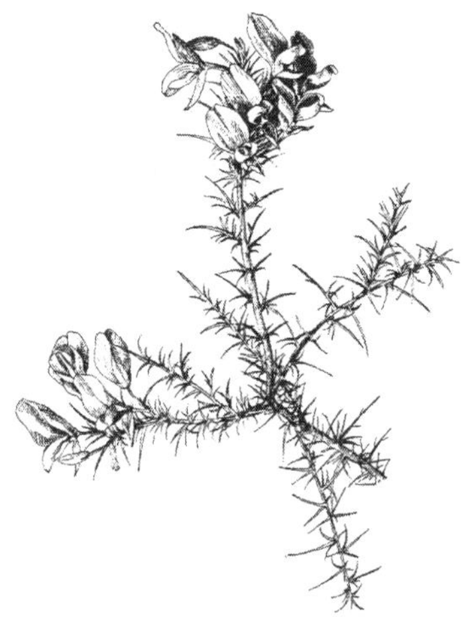

Deutsche Bezeichnung	Stechginster
Lateinische Bezeichnung	Ulex europaeus
Herstellungsverfahren	Sonnenmethode
Blütezeit	März bis Juni
Positives Potential	Hoffnung und Lebensmut
Negatives Potential	Hoffnungslosigkeit, Verzweiflung und Aufgabe
Kurzbeschreibung	Verzweifelte Hoffnungslosigkeit plagen den Geist
Grundgefühl	„Es hat keinen Zweck mehr, egal, was ich tue oder was geschehen wird."
Typische Aussage	„Ich werfe das Handtuch."

Das negative Potential der Bachblüte

Menschen, die das negative Potential der Bachblüte Gorse ausleben, haben jegliche Hoffnung aufgegeben. Sie können keinen Ausweg mehr erkennen, ob aus einer Krankheit, einer sozialen Krise oder einer beruflichen Herausforderung. Diese Hoffnungslosigkeit muss jedoch nicht von Beginn an vorhanden gewesen sein, denn in den meisten Fällen ist sie lediglich das Resultat aufgrund vieler gescheiterter Versuche, die keine Besserung der Umstände bewirken konnten. Die innere Resignation ist nur eine natürliche Konsequenz bei diesen Menschen, denn sie wissen einfach nicht mehr, was zu tun ist. Ihre Erfahrungen haben gezeigt, dass eine Verbesserung zum Positiven hin unmöglich scheint, weshalb sie aufgegeben haben, irgendetwas Neues versuchen zu wollen. Lustlosigkeit, Vertrauensverlust, Aufgabe des Glaubens und der Zuversicht bestimmen nunmehr das Leben. Gesundheitlich betrachtet bleiben diese Empfindungen nicht ohne Konsequenzen, sodass durchaus Schilddrüsenunterfunktion, Rückenbeschwerden, Herzprobleme, Atembeschwerden, niedriger Blutdruck und sogar Krebs entstehen können.

Auch die Hilfe von Mitmenschen durch gut gemeinten Zuspruch oder materielle Güter kann Persönlichkeiten, die den negativen Zustand der Bachblüte Gorse repräsentieren, nicht mehr erreichen. Sie empfinden diese Angebote zwar als freundlich gemeint, nehmen sie aber nicht an, weil sie keinen Sinn darin sehen, es erneut zu versuchen. Da haben auch fremde Ansichten bezüglich der vorliegenden Lebenskrise keine Chance – andere Überzeugungen und Lösungsvorschläge werden, wenn überhaupt, nur äußerst widerwillig akzeptiert.

Die negativen Ausprägungen von Gorse zeugen von einer verloren gegangenen Verbindung zur eigenen inneren Intuition und damit zur Seele. Die Lösung für das Problem konnte nie im Außen gesucht und gefunden werden. Die Stimme der inneren Weisheit, die die Wahrheit spricht, wird dabei leider immer wieder überhört.

Anwendungsbereich der Bachblüte

Die Bachblüte Gorse kann in folgenden Fällen zum Einsatz kommen:

- Langfristige und chronische Erkrankungen ersticken die Hoffnung auf Besserung im Keim.
- Bereits viele unternommene Versuche haben die Situation nicht verbessert.
- Einschränkungen und Probleme können nicht akzeptiert werden.
- Man steckt in einer schwierigen Lebenskrise fest.
- Man schwelgt in Elend.
- Es können keine Chancen und Möglichkeiten auf Besserung mehr erkannt werden.
- Es wird pessimistisch in die Zukunft geblickt.

Die Wirkung der Bachblüte – das positive Potential

Gorse ist die Bachblüte der Wahl, wenn es darum geht, endlich wieder Hoffnung spüren zu können. Das Gefühl von Sinnlosigkeit und Pessimismus wird durch den frischen Wind der Lebensfreude aufgewühlt und macht dem Vertrauen und der Bereitschaft zur Veränderung Platz. Die neu gewonnene Energie kann genutzt werden, um die derzeitige Lebenskrise aus einem neuen Blickwinkel zu betrachten: Was zuvor noch eine frustrierende Lage war, aus der man sich unmöglich befreien konnte, zieht den Anwender nun nicht länger herunter. Der Glaube daran, dass es immer eine Lösung gibt und dass der Ausweg bereits in Reichweite ist, wischt den Gedanken, sich selbst aufzugeben, endgültig beiseite.

Nr. 14 Heather: Die Selbstbezogenheits- und Identitäts-Blüte

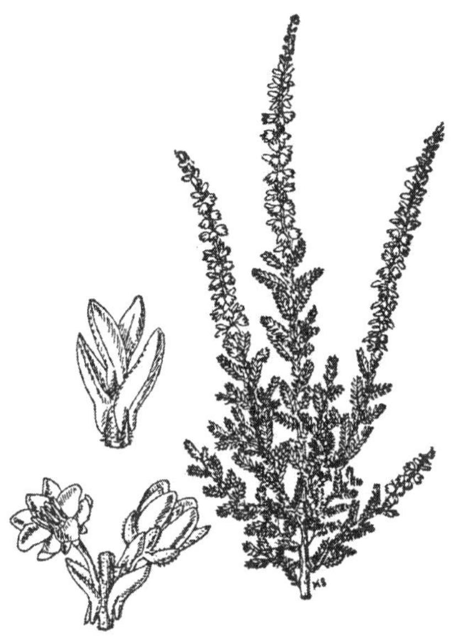

Deutsche Bezeichnung	Heidekraut, Besenheide
Lateinische Bezeichnung	Calluna vulgaris
Herstellungsverfahren	Sonnenmethode
Blütezeit	August bis September
Positives Potential	Anteilnahme, Hilfsbereitschaft und Verständnis
Negatives Potential	Geltungssucht, Ichbezogenheit und Bedürftigkeit nach Aufmerksamkeit
Kurzbeschreibung	Die innewohnende Selbstbezogenheit lässt die eigene Aufmerksamkeit stets auf dem Ich ruhen, was auch von den Mitmenschen erwartet wird.
Grundgefühl	„Die anderen müssen mich sehen und wahrnehmen, damit es mir gut geht."
Typische Aussage	„Ich bin der Größte."

Das negative Potential der Bachblüte

Die Bachblüte Heather beschreibt eine Persönlichkeit, die im negativen Zustand in erster Linie auf das eigene Ich fokussiert ist. Die eigenen Gedanken und Gefühle erscheinen so bedeutsam, dass andere Menschen und deren Bedürfnisse unweigerlich überschattet werden. Dies muss nicht zwangsläufig aus Böswilligkeit geschehen – es ist nur schwierig, sich in Mitmenschen einzufühlen, wenn sich die eigene Aufmerksamkeit nur um einen selbst dreht.

Das negative Potential der Bachblüte artet gewöhnlich im Egoismus und in Selbstbemitleidung aus. Der Betroffene möchte dabei nicht nur im Mittelpunkt seiner eigenen Gedanken stehen, sondern auch in dem seines Umfeldes. Die Aufmerksamkeit anderer Menschen schenkt ihm Energie, als wäre es seine Nahrung, weshalb er sich verschiedener Mittel und Wege bedient, wie Übertreibungen, Wichtigtuereien, Aufdringlichkeiten, Einmischung und anderen ins Wort fallen, um Zuwendung zu erhalten. Nicht umsonst wird dieser Persönlichkeitstyp als sehr geschwätzig wahrgenommen, wobei das Thema seiner Wahl – wer hätte es gedacht – er selbst ist. Mit dem Reden über sich selbst stellt dieser Mensch unterbewusst sicher, dass er auch ja gehört wird, denn er glaubt, dass es keinen anderen Weg gibt. Leider gehört damit das Zuhören nicht zu seinen Stärken, denn das würde von ihm verlangen, sich für eine Zeit von seiner Ichbezogenheit abzuwenden und sich in seinen Gegenüber hineinzuversetzen. Seine Priorität liegt jedoch bei seiner eigenen Geltungssucht, die deutlich zum Ausdruck bringt, wie sehr er von der Meinung und Zuneigung seiner Mitmenschen abhängig ist.

Einsamkeit ist äußerst schwer für diese Persönlichkeiten zu ertragen. Sie fühlen sich schnell ausgeschlossen und ausgegrenzt, wodurch ihre Verlustangst und ihre Minderwertigkeitskomplexe getriggert werden. Sie empfinden Einsamkeit scheinbar als ein besonders intensives Gefühl, weshalb es für diese Menschen äußerst schwierig ist, über einen längeren Zeitraum hinweg allein Zeit mit sich selbst zu verbringen. Denn dann ist dort niemand, der ihnen zuhören kann, ihnen Aufmerksamkeit schenkt und die Liebe und Zuneigung gibt, die sie nicht in sich selbst finden können.

Menschen, die das negative Potential der Bachblüte Heather ausleben, haben häufig mit Beschwerden wie Nervenstörungen, Entzündungen im Halsbereich, Magenproblemen, Verdauungsstörungen, Akne, Rückenproblemen, Kopfschmerzen oder Migräne zu kämpfen.

Anwendungsbereich der Bachblüte

Die Bachblüte Heather kann in folgenden Fällen zum Einsatz kommen:

- Es wird ständig über sich selbst erzählt.
- Man erzwingt Aufmerksamkeit.
- Einsamkeit ist nur schwer zu ertragen, weshalb es möglichst vermieden wird, allein zu sein.
- Die Gedanken kreisen nur um die eigenen Probleme und Wünsche.
- Es besteht die Neigung, Dinge zu dramatisieren und zu übertreiben.
- Es wird Druck auf die Mitmenschen ausgeübt.
- Man wirkt auf das soziale Umfeld sehr aufdringlich und bedürftig.

Die Wirkung der Bachblüte – das positive Potential

Die Bachblütenessenz Heather ist besonders wirksam, wenn sie zur Steigerung von Mitgefühl und Verständnis angewendet wird. Sie mindert den Drang, im Zentrum der Aufmerksamkeit stehen zu wollen, und stärkt die Fähigkeit, sich selbst zurückzustellen, wenn damit einem anderen Menschen geholfen wird. Dem liegt der Glaube zugrunde, dass man immer das erhält, was man braucht, um als Seele bestehen zu können, so auch Zuneigung und Liebe.

Die Einnahme der Essenz Heather verlagert die Gedankenfokussierung von der Ichbezogenheit auf das Wohlergehen des sozialen Umfeldes. Das, was das Gegenüber sagt und fühlt, wird nun interessant, und so beginnt der Anwender, gespannt den Worten seiner Mitmenschen zu lauschen.

Die Bachblüte Heather hat zudem einen positiven Einfluss auf die Selbstliebe, deren Mangel zuvor noch durch die Anerkennung und Bestätigung von außen kompensiert werden musste – was natürlich auf Dauer unmöglich funktionieren kann. Doch die Heilkräfte der Essenz erinnern den Anwender daran, dass er gut ist, so wie er ist, und dass er sich selbst wertschätzen darf. Plötzlich gelingt es ihm sogar, diese schönen Merkmale an sich selbst auch in seinen Mitmenschen zu entdecken, denen er nun mit ehrlich gemeinter Aufmerksamkeit und Zuneigung begegnen kann. Wenn er in reiner Absicht das geben kann, was er zuvor noch durch Ichbezogenheit und Geltungssucht im Außen gesucht hat, wird er ganz automatisch die Liebe seiner Mitmenschen erhalten.

Nr. 15 Holly: Die Verständnis-, Herz- und Liebes-Blüte

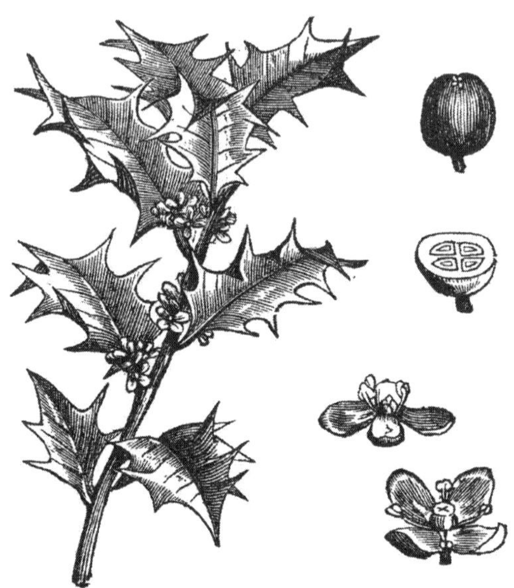

Deutsche Bezeichnung	Stechpalme
Lateinische Bezeichnung	Ilex aquifolium
Herstellungsverfahren	Kochmethode
Blütezeit	Mai bis Juni
Positives Potential	Universelle Liebe, Großherzigkeit und Vertrauen
Negatives Potential	Verschlossenheit, Neid und Eifersucht
Kurzbeschreibung	Misstrauen, Hass, Neid und Eifersucht bestimmen das Leben auf allen Ebenen.
Grundgefühl	„In mir brodelt Zorn und Hass."
Typische Aussage	„Ich ziehe immer den Kürzeren."

Das negative Potential der Bachblüte

Die Bachblüte Holly repräsentiert in ihrem negativen Potential Menschen, die aufgrund eines verschlossenen Herzens zu wenig Liebe erfahren. Sie neigen dazu, ihrem Umfeld keine Chance zu geben, weshalb sie nur unfreundlich auf Mitmenschen reagieren können. Die negative, aggressive und destruktive Einstellung anderen gegenüber liegt in schlechten Erfahrungen in der Vergangenheit zugrunde, die der Betroffene durchleben musste und für die er sich nun unbewusst rächt. Er kann sich nicht mit seinen Mitmenschen verbunden fühlen, weil er dafür sein Herz öffnen müsste. Aus Angst vor weiteren Verletzungen scheint dies jedoch für ihn nicht möglich zu sein.

Persönlichkeiten, die das negative Potential von Holly ausleben, sind in der Regel schnell gereizt, schlecht gelaunt und durch und durch unzufrieden. Emotional explodieren sie schnell, wenn ihnen etwas nicht gefällt. In solchen Fällen sollte man sich selbst in Deckung bringen, da es sonst sehr unangenehm werden kann. Dieser Mensch ist sehr empfindsam, reagiert allergisch und beleidigt auf jeden Angriff, den er misstrauisch in jedem Wort und jeder Handlung seiner Mitmenschen vermutet. Deshalb teilt er meist vorschnell und ungerechterweise aus, wobei Emotionen wie Wut, Aggression, Hass, Jähzorn und Groll in cholerischen Anfällen aus ihm herausplatzen. Kein Wunder, dass er in sozialen Kreisen meist nicht nur unbeliebt ist, sondern sogar Angst verbreitet.

Blickt man hinter die Fassade aus starken negativen Gefühlen, Hartherzigkeit und Lieblosigkeit, so erkennt man schnell, dass sich hier ein Mensch verbirgt, dem es an Liebe mangelt. In psychosomatischer Hinsicht können sich Beschwerden wie Geschwüre, chronische Schmerzen, Leberprobleme, Entzündungen, Reizhusten und Herzbeschwerden manifestieren.

Anwendungsbereich der Bachblüte

Die Bachblüte Holly kann in folgenden Fällen zum Einsatz kommen:

- Gefühle wie Hass, Zorn und Eifersucht bestimmen das Leben.
- Es wird häufig Schadenfreude anderen gegenüber empfunden.
- Mitmenschen wird grundsätzlich misstraut.
- Man fühlt sich einsam.

Die Wirkung der Bachblüte – das positive Potential

Die Bachblütenessenz Holly macht das Herz weich, öffnet es und lässt es empfänglich werden für die Liebe. Damit geht automatisch mehr Verständnis für Mitmenschen einher, außerdem hilft sie gut bei aggressiven, unruhigen, argwöhnischen und reizbaren Menschen. Der Anwender wird ruhiger und gelassener. Er lernt, zu vertrauen, sodass keine Notwendigkeit mehr für Gefühle wie Eifersucht, Neid, Hass und Missgunst besteht. Die Einnahme von Holly fördert die Liebenswürdigkeit und den Sanftmut im Menschen, nicht nur anderen, sondern auch sich selbst gegenüber, sodass der Betroffene lernt, großzügiger zu geben.

Nr. 16 Honeysuckle: Die Vergangenheits-Blüte

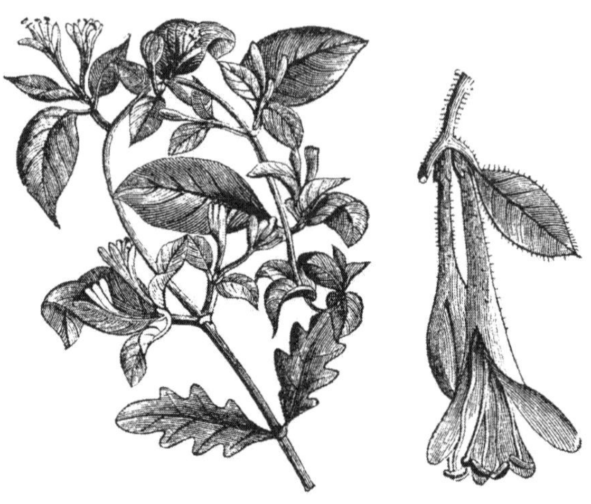

Deutsche Bezeichnung	Geißblatt, Jelängerjelieber
Lateinische Bezeichnung	Lonicera caprifolium
Herstellungsverfahren	Kochmethode
Blütezeit	Juni bis August
Positives Potential	Aktive Bewältigung der Vergangenheit; Leben im Jetzt
Negatives Potential	Sehnsüchtiger Vergangenheitsbezug und Nostalgie
Kurzbeschreibung	Das Verweilen in vergangenen Erfahrungen, die damit verbundene Sehnsucht und das Bedauern verhindern das Leben im Hier und Jetzt.
Grundgefühl	„Ich wünschte, es wäre noch so wie früher."
Typische Aussage	„Früher war alles besser."

Das negative Potential der Bachblüte

Honeysuckle kommt bei Menschen in Frage, die im Geiste nicht im Hier und Jetzt verankert sind, sondern sich ständig mit der Vergangenheit auseinandersetzen. Sie schwelgen gern in Erinnerung an „die gute alte Zeit" und meinen, „früher war alles besser". Am liebsten würden sie sich selbst zurück in die Vergangenheit bringen und dort ihr Leben leben, dabei verlieren sie jedoch den Bezug zur Gegenwart. Sie können nicht loslassen, was bereits geschehen ist, und bleiben deswegen gewissermaßen in der Zeit stecken. Sie stagnieren, sodass jedes persönliche Wachstum ausbleibt. Sie verpassen ihr eigenes Leben.

Das negative Potential der Bachblüte Honeysuckle tritt meistens dann auf, wenn ein Mensch einen schweren Verlust erlebt, zum Beispiel durch die Beendigung einer Beziehung oder durch den Tod. Er kann diesen Umstand nicht akzeptieren und bleibt in der Phase der Trauer hängen, ohne den Schicksalsschlag weiter zu verarbeiten. Der empfundene Schmerz bleibt damit präsent und kann nicht überwunden werden, solange er weiterhin die volle Aufmerksamkeit des Betroffenen erhält und dadurch genährt wird. Alles, was ihm seinen geliebten Menschen, den er verloren hat, näherbringt, wird festgehalten, auch wenn es die schmerzliche Trauer ist. Die Sehnsucht nach den Zeiten, in denen noch alles gut war, ist so stark, dass diese Menschen die Vergangenheit im Geiste immer wieder in allen Details durchleben. In der Regel ist ihr Langzeitgedächtnis besser ausgeprägt als das Kurzzeitgedächtnis. Sie werden meistens als Grübler bezeichnet, die sich schlecht konzentrieren können, weil sie geistesabwesend sind. Da sie bereits Geschehenes nicht gut loslassen können, gelten sie als nachtragend. Sie neigen bezüglich ihrer körperlichen Gesundheit zudem zu Mangelzuständen in jeder Form, Unterzuckerung, Bauchspeicheldrüsenbeschwerden, Lungen- und Darmproblemen, Asthma und Drogensucht.

Anwendungsbereich der Bachblüte

Die Bachblüte Honeysuckle kann in folgenden Fällen zum Einsatz kommen:

- Die Vergangenheit zieht einen in seinen Bann, sodass man nicht mit ihr abschließen kann.
- Man verspürt häufig Heimweh.
- Es muss der Verlust eines geliebten Menschen verkraftet werden.
- Ständiges Reden über die Vergangenheit zeugt von nostalgischer Veranlagung und mangelnder Fähigkeit, sich den neuen Gegebenheiten der Gegenwart anzupassen.

Die Wirkung der Bachblüte – das positive Potential

Die Einnahme der Essenz Honeysuckle löst sanft die Ketten der Vergangenheit, in denen sich der Betroffene verfangen hat und aus denen er sich nicht mehr selbst befreien kann. Die Bachblüte erleichtert es, einen Schlussstrich zu ziehen und sich auf den gegenwärtigen Moment zu fokussieren. Sie erinnert den Anwender daran, dass niemand einen Einfluss auf die Vergangenheit hat, doch dass die Zukunft durch Taten in der Gegenwart durchaus beeinflusst wird. Dafür ist es wichtig, sich mit dem auseinanderzusetzen, was bereits geschehen ist, damit es losgelassen werden kann. Der Anwender der Bachblüte Honeysuckle sieht seine Fähigkeit gestärkt, aus Vergangenem zu lernen und die Erkenntnisse für die Zukunft zu nutzen.

Nr. 17 Hornbeam: Die Elan- und Spannkraft-Blüte

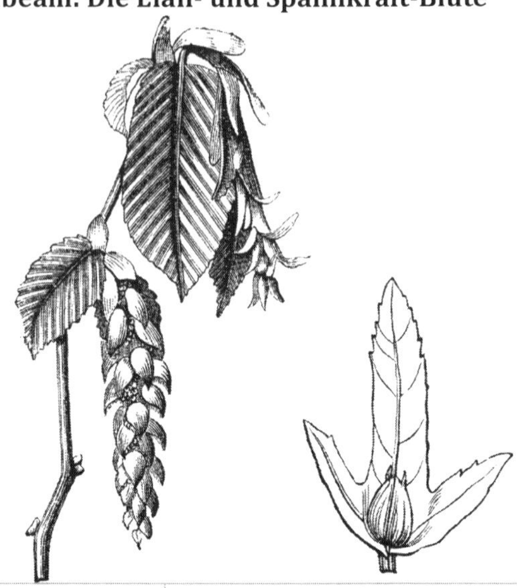

Deutsche Bezeichnung	**Hainbuche, Weißbuche**
Lateinische Bezeichnung	Carpinus betulus
Herstellungsverfahren	Kochmethode
Blütezeit	April bis Mai
Positives Potential	Mentale Kraft, Elan, Tatkraft und Vitalität
Negatives Potential	Geistige Erschöpfung und Arbeitsunlust
Kurzbeschreibung	Müdigkeit und geistige Erschöpfung werden vorübergehend oder über einen längeren Zeitraum hinweg wahrgenommen.
Grundgefühl	„Ich habe keine Kraft mehr."
Typische Aussage	„Es geht einfach nicht mehr."

Das negative Potential der Bachblüte

Das negative Potential der Bachblüte Hornbeam beschreibt Menschen, die nicht in Schwung kommen und sich nicht aufraffen können. Erschöpfung und Mattheit durch Überforderung zeigen sich bereits bei dem kleinsten Gedanken an die Arbeiten, die zu erledigen sind. Dabei müssen diese Aufgaben nicht einmal besonders kompliziert oder kraftaufwendig sein, denn schon kleine alltägliche Dinge lösen das Gefühl aus, dass alles zu viel ist. Es sind demnach nicht die äußeren Umstände, die für die Müdigkeit verantwortlich sind, sondern die mentale Haltung des Betroffenen. Er empfindet die zu erledigenden Dinge als Last, als zwanghafte Pflichten und hegt feste Erwartungen an sie. Er glaubt, Probleme zu sehen, wo keine sind, und verursacht damit unnötigen Stress. In seinem Glauben, die Dinge nicht bewältigen zu können, macht er sich das Leben selbst schwerer, als es sein muss, denn im Nachhinein muss er nur allzu oft zugeben, dass die Aufgabe nicht annähernd so schlimm war, wie er es sich vorgestellt hatte. Menschen, die sich mit dem negativen Potential der Bachblüte Hornbeam identifizieren können, haben Schwierigkeiten damit, morgens richtig wach zu werden. Es braucht bei ihnen einfach etwas Zeit, bis das schlappe Gefühl der langsam aufkommenden Energie weicht. Abends ist dieser Charakter grundsätzlich energetischer unterwegs und auch dann, wenn ihn etwas begeistert, kann er durchaus vor Elan und Tatkraft strotzen. Mit den antriebslosen und lustlosen Empfindungen möchte die Seele darauf hinweisen, dass die derzeitige Situation nicht dem Lebensweg entspricht. Mentale und seelische Erschöpfung ist vorprogrammiert, wenn zum Beispiel der Arbeitsplatz oder mangelnde Abwechslung im Privatleben Langeweile bedeutet. In schweren Fällen kann sich die mentale Müdigkeit auch auf den Körper ausweiten und sich durch Anämie, niedrigen Blutdruck, Immunschwäche, Schlaflosigkeit, Kopfschmerzen, Darmbeschwerden, Stoffwechselstörungen, Krebs und Burn-out zeigen.

Anwendungsbereich der Bachblüte

Die Bachblüte Hornbeam kommt in folgenden Fällen zum Einsatz:

- Die Arbeit oder das Studium erfordert eine hohe geistige Aktivität.
- Man kommt morgens kaum aus dem Bett.
- Müdigkeit und Erschöpfung erschweren alltägliche Aufgaben.
- Der Alltagstrott und die Routinen langweilen und das Leben scheint schrecklich eingefahren zu sein.
- Körperlich ist man nicht ausgelastet.
- Man fühlt sich mental träge.

Die Wirkung der Bachblüte – das positive Potential

Die Bachblüte Hornbeam wirkt stärkend auf den Glauben, mit den eigenen Aufgaben und der täglichen Routine zurechtkommen zu können. Scheinbare Probleme können neu betrachtet werden und der Anwender erkennt, dass er dank seiner Fähigkeiten und Kompetenzen durchaus in der Lage dazu ist, Schwierigkeiten zu bewältigen. Er muss sich nicht länger von ihnen abschrecken und einschüchtern lassen. Die Essenz der Bachblüte Hornbeam sorgt dafür, dass sich Versagensängste legen und der Stress im Alltag beruhigt wird.

Der Anwender profitiert zudem durch den neuen Schwung, den ihm Hornbeam beschert. Er will nun endlich Arbeiten angehen, die er zuvor verdrängt und gemieden hat. Die neu entfachte Vitalität und Frische scheinen neue Energien aus dem eigenen Inneren freizusetzen, die die Leistung steigern und spannende Unternehmungen attraktiver machen. Dadurch steigt die Abwechslung im Leben und der Anwender entwickelt Freude an allem, was er tut.

Nr. 18 Impatiens: Die Zeit- und Geduldsblüte

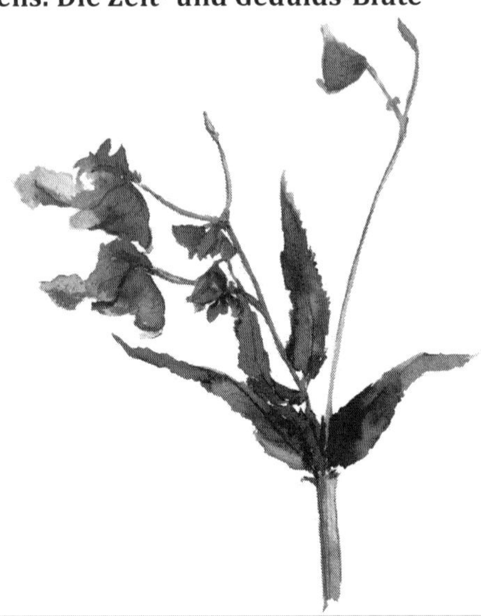

Deutsche Bezeichnung	**Drüsentragendes Springkraut**
Lateinische Bezeichnung	Impatiens glandulifera
Herstellungsverfahren	Sonnenmethode
Blütezeit	Juli bis Oktober
Positives Potential	Verständnis, innere Ruhe und Geduld
Negatives Potential	Ungeduld, Eile und Hektik
Kurzbeschreibung	Ungeduld und leichte Gereiztheit provozieren unkontrollierte Reaktionen.
Grundgefühl	„Ich kann nicht noch länger warten. Ich sitze auf heißen Kohlen. Das dauert mir hier alles zu lange."
Typische Aussage	„Das geht mir nicht schnell genug."

Das negative Potential der Bachblüte

Ungeduld ist der Inbegriff des negativen Potentials der Bachblüte Impatiens – wie der Name bereits vermuten lässt (Englisch „impatient" = ungeduldig). Dieser Umstand zeigt sich in jeglicher Form in den betroffenen Menschen: Sie denken, handeln, essen und arbeiten schneller, als man gucken kann. Alles muss ganz fix gehen. Eilig werden Aufgaben erledigt, Dinge werden parallel bearbeitet und die gewünschte Erledigung fand im besten Fall bereits gestern statt – als würde eine Stoppuhr laufen und es etwas zu gewinnen geben, wenn man nur die Zeit schlägt.

Die Persönlichkeit neigt im negativen Zustand der Bachblüte Impatiens dazu, bei kleinsten Reizen unruhig und hastig zu werden. Ihre Nervosität kann sich durchaus in Unbeherrschbarkeit und einem aufbrausenden Temperament entwickeln, was eine Form des Abbaus von Spannung und Stress darstellt.

Leider wird mit der negativen Ausprägung dieser Bachblüte nicht umsonst auch Einsamkeit verbunden. Das mangelnde Verständnis den Mitmenschen gegenüber, weil diese zu langsam sind und nicht mit dem Impatiens-Typ mithalten können, lässt jede Nachsichtigkeit in ihm im Keim ersticken. Er ist schnell reizbar und kann nicht abwarten, bis andere so weit sind. Seine Ungeduld führt dazu, dass er lieber allein arbeitet und auf diese Weise seinem sozialen Umfeld davoneilt.

Die Ungeduld kann man den Betroffenen ansehen. Sie sind geistig und körperlich so angespannt, dass man Angst haben muss, dass sie explodieren oder unüberlegte Dinge tun. Sie wippen hin und her, zappeln herum, können nicht still sitzen und wirken stets unter Druck. Diese Menschen fühlen sich stets unter Zeitnot und getrieben, wodurch es ihnen unmöglich scheint, herunterzufahren und sich einmal zu entspannen. Sie neigen dadurch zur Überanstrengung, wodurch sich psychosomatische Beschwerden wie Migräne, Juckreiz, Bluthochdruck, Neurodermitis, Herzprobleme, Muskelzuckungen, Gastritis, Durchfall, Blasenprobleme, Hautbeschwerden und nervöse Zuckungen manifestieren können.

Anwendungsbereich der Bachblüte

Die Bachblüte Impatiens kann in folgenden Fällen zum Einsatz kommen:

- Innere Anspannung führt zu unkontrollierten Reaktionen, wie das Trommeln mit den Fingern, hibbelige Beine oder das Auf-und-ab-Gehen.
- Man kann nicht stillhalten, ist unruhig, schnell aufbrausend und hat keine Geduld.

Die Wirkung der Bachblüte – das positive Potential

Geduld ist das, was die Einnahme der Bachblütenessenz Impatiens in erster Linie bewirkt. So können sich langsam innere Ruhe und Gelassenheit im Anwender ausbreiten, wodurch dieser das Vertrauen entwickeln kann, dass die Dinge zur rechten Zeit geschehen werden. Es etabliert sich ein harmonischer Rhythmus, der deshalb effektiv ist, weil er – anders als Hektik – nicht ausbremst. Zugleich passt er sich an das Tempo des sozialen Umfeldes an, wodurch Mitmenschen nicht weiter auf Hindernisse reduziert werden, die einem hinderlich im Weg stehen.

Zugleich bringt die Bachblüte Impatiens die Erkenntnis mit sich, dass es in Ordnung ist, sich zu entspannen. Der Anwender erlaubt sich, sich zu bremsen, und sieht die Vorteile in der langsameren Lebensweise der Mitmenschen. Somit führt Geduld zu überlegteren, besonneneren und produktiveren Entscheidungen.

Nr. 19 Larch: Die Minderwertigkeits- und Selbstvertrauens-Blüte

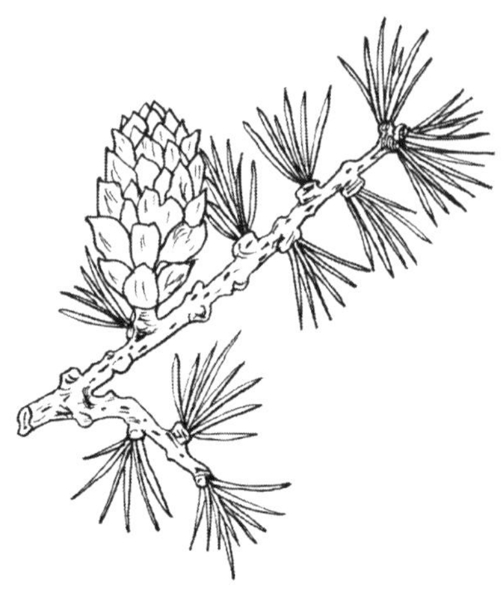

Deutsche Bezeichnung	**Europäische Lärche**
Lateinische Bezeichnung	Larix decidua
Herstellungsverfahren	Kochmethode
Blütezeit	März bis April
Positives Potential	Entfaltung, Wagemut und unerschütterliches Selbstbewusstsein
Negatives Potential	Mangelndes Selbstvertrauen, Minderwertigkeitsgefühle und Selbstkritik
Kurzbeschreibung	Minderwertigkeitskomplexe und fehlendes Selbstvertrauen schüren Erwartungen von Misserfolgen und Fehlschlägen.
Grundgefühl	„Ich traue es mir nicht zu, da ich nicht gut genug dafür bin."
Typische Aussage	„Ich bin es nicht wert."

Das negative Potential der Bachblüte

Die Bachblüte Larch repräsentiert in ihrem negativen Potential den Mangel an Selbstvertrauen und Selbstbewusstsein in die eigene Person, was Minderwertigkeitsgefühlen zugrunde liegt. Diese Menschen fixieren sich so sehr auf ihre Fehler und Unvollkommenheiten, dass sie ein falsches Bild von sich kreieren. Sie glauben, nur aus ihren schlechten Seiten zu bestehen, während die Mitmenschen im völligen Gegenteil nur auf deren Stärken und Talente reduziert werden. Kein Wunder, dass sich Betroffene, die das negative Potential von Larch ausleben, nichts zutrauen und sich im Vergleich mit den intelligenteren, kompetenteren und attraktiveren Mitmenschen als Blamage betrachten.

Doch wenn sich ein Anfänger mit einem Experten misst, ein Kind sich mit Erwachsenen vergleicht oder sich ein Kranker an den Maßstäben eines Gesunden misst, so wird niemals ein konstruktiver Gedanke dabei herumkommen. Tatsächlich kann man nur verlieren, weil es unmöglich ist, zwei völlig unterschiedliche Dinge miteinander in Relation zu setzen.

Leider kann der Larch-Typ in seiner negativen Ausprägung diese Wahrheit nicht erkennen, weshalb er sich für unzulänglich hält. Er ist ein Meister darin geworden, sich einzureden, warum er dies und jenes niemals schaffen kann. Damit rechtfertigt er seine unbegründeten Sorgen, irrationalen Glaubenssätze und ungerechtfertigten Ängste, die gleichzeitig dafür sorgen, dass er gewisse Herausforderungen gar nicht erst angeht. Warum sollte er auch, wenn er doch eh davon überzeugt ist, dass er scheitern wird?

Werden Aufgaben, die sich im Leben präsentieren, vermieden und Krisen, die sich der Persönlichkeit offenbaren, nicht gelöst, so gehen ihr viele Chancen durch die Lappen. Die Seele verlangt, dass diese Erfahrungen zugunsten des Lern- und Wachstumseffektes gemacht werden. Doch der Mangel an Mut führt zu einer unerfüllten Selbstverwirklichung. Gern tun Betroffene so, als hätten sie kein Interesse daran, zu gewinnen, und halten sich deshalb im Hintergrund. Sie gehen Konflikten aus dem Weg und begründen dies mit falscher Bescheidenheit und scheinbarer Anspruchslosigkeit, wobei der wahre Grund in der Angst vor dem Versagen oder der Blamage liegt.

Häufig sind diese Menschen schüchtern, sprechen sehr leise oder stottern und wirken zaghaft, wobei sie nicht mit Kritik umgehen können, sogleich sie diese insgeheim ohne Rücksicht auf sich selbst richten. Sie verstehen es, sich selbst schlechtzureden, was sich durch eine gebeugte Körperhaltung zeigen kann. In gesundheitlicher Hinsicht äußern sich die inneren Minderwertigkeitskomplexe häufig durch Magen- und Darmprobleme, Immunschwäche, Anämie, Verspannungen, Akne, Hautprobleme, Osteoporose, Rückenprobleme und Wirbelsäulenerkrankungen.

Anwendungsbereich der Bachblüte

Die Bachblüte Larch kann in folgenden Fällen zum Einsatz kommen:

- Das Selbstbewusstsein leidet unter der Überzeugung der eigenen Unfähigkeit.
- Es zeigt sich falsche Bescheidenheit.
- Man fühlt sich nutzlos.
- Es entwickeln sich Ängste vor herausfordernden Situationen, da Fehlschläge erwartet werden.
- Andere Menschen werden höher bewertet als man selbst.
- Lösungen für Probleme werden gar nicht erst gesucht, weil man sich von vornherein nicht für erfolgreich hält.

Die Wirkung der Bachblüte – das positive Potential

Selbstannahme und Selbstakzeptanz sind das, was die Bachblütenessenz Larch bewirkt. Dies beinhaltet nicht nur die persönlichen Probleme und Unzulänglichkeiten, sondern eben auch Stärken und Begabungen, was besonders für Menschen von Bedeutung ist, die unter dem negativen Potential der Bachblüte Larch zu leiden haben. So lernen diese nach und nach ihr wahres Ich kennen, indem sie das vorgefertigte, von Kritik und Selbstabscheu geprägte mentale Bild von sich selbst aufgeben.

Wenn der Blick nicht nur auf den Schwächen ruht, sondern auch auf die positiven Seiten gerichtet wird, kann der Betroffene erkennen, dass es unzählige Gründe gibt, warum er als Mensch genau richtig ist, so wie er ist. Er ist weder minderwertig noch unzulänglich. Der Anwender findet den Mut, das eigene Leben in die Hand zu nehmen, Dinge zu wagen und nicht länger vor unbekannten Erfahrungen zurückzuschrecken. Die eigene negative Bewertung verliert damit das Diktat über die Persönlichkeit und über das, wozu man fähig ist.

Nr. 20 Mimulus: Die Tapferkeits-Blüte

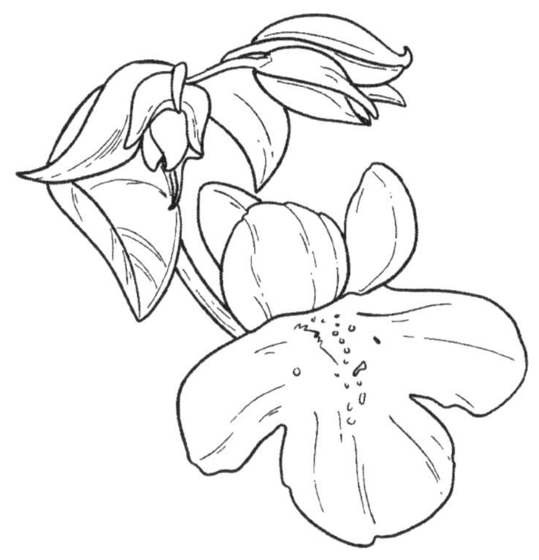

Deutsche Bezeichnung	**Gefleckte Gauklerblume**
Lateinische Bezeichnung	Mimulus guttatus
Herstellungsverfahren	Sonnenmethode
Blütezeit	Juni bis August
Positives Potential	Mut, Tapferkeit, Vertrauen und Überwindung
Negatives Potential	Definierbare Ängste
Kurzbeschreibung	Furcht und Angst, deren Bezüge spezifisch genannt werden können.
Grundgefühl	„Ich weiß genau, was mir Angst bereitet."
Typische Aussage	„Bitte bloß nicht ich."

Das negative Potential der Bachblüte

Menschen, die unter dem negativen Potential der Bachblüte Mimulus leiden, können die Dinge, vor denen sie sich fürchten, konkret benennen, ob es das Reden vor einer Gruppe ist, Existenzangst, Spinnentiere oder der Tod.

Die Ängste können sich durchaus jeder Logik entziehen und müssen nicht zwangsläufig nachvollziehbar sein. Das grundsätzlich ängstliche Gemüt der Menschen, die das negative Potential der Bachblüte Mimulus ausleben, bietet sich förmlich für die Entwicklung von waschechten Phobien an, doch auch temporäre und einmalige Ängste sind denkbar.

Den Mimulus-Typ kann man unter anderem an seinem zierlichen Körperbau mit feinen Gliedern erkennen. Er neigt zum schnellen Erröten, Stottern, zu schwitzigen Händen und nervösem Auftreten. Durch seine enorme Sensitivität reagiert er auf Reize recht stark, so kann er beispielsweise weniger tolerant mit Gerüchen, Geräuschen, hellem Licht und schwankenden Temperaturen umgehen als seine Mitmenschen. Seine Ängste wirken sich zudem auf sein Gemüt aus, weshalb er als schüchtern, zurückhaltend und zaghaft wahrgenommen wird. Seine Anfälligkeit für Krankheiten liegt in der Schau begründet, sich Herausforderungen und Belastungen nicht stellen zu wollen, weshalb diese meist mit einer „plötzlichen" Krankheit zusammenfallen. Diese können zum Beispiel Durchfall, Nierenprobleme, Anämie, Immunschwäche, Appetitlosigkeit, Juckreiz, niedriger Blutdruck, Rückenprobleme oder Herzbeschwerden sein.

Anwendungsbereich der Bachblüte

Die Bachblüte Mimulus kann in folgenden Fällen zum Einsatz kommen:

- Definierbare Ängste können sich auf die Welt oder konkrete Phobien beziehen.
- Schüchternheit und Empfindsamkeit sind Begleiterscheinungen.
- Es sind meist Menschen betroffen, die zierlich gebaut und feingliedrig sind.
- Man neigt zum Erröten, es wird viel Ruhe benötigt und Lärm sowie grelles Licht können selten ertragen werden.
- Wenn Widerstand auftritt, wird nachgegeben.

Die Wirkung der Bachblüte – das positive Potential

Die Bachblüte Mimulus überzeugt durch ein Gefühl der Tapferkeit, das sie dem Anwender vermittelt. Sie fördert Mut, Vertrauen, innere Stärke und Selbstsicherheit und ermöglicht so die Überwindung von Ängsten, die konkret benannt werden können. Damit lernt der Betroffene, zwischen Ängsten zu unterscheiden, die sein Leben beschützen, und jenen, die seinen Alltag erschweren und deshalb besser bereinigt werden sollten.

Die Essenz Mimulus richtet sich zudem explizit an dünnhäutige, schüchterne, scheue und kleinmütige Menschen, die unter ihrer furchtsamen Art zu leiden haben. Hier wirken die Heilkräfte der Bachblüte der extremen Zurückhaltung und Überempfindlichkeit der Betroffenen entgegen.

Nr. 21 Mustard: Die Licht-, Heiterkeits- und Weltschmerz-Blüte

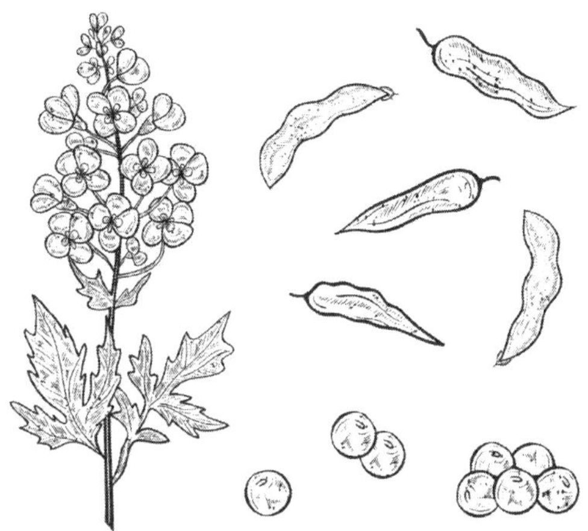

Deutsche Bezeichnung	**Ackersenf, wilder Senf**
Lateinische Bezeichnung	Sinapis arvensis
Herstellungsverfahren	Kochmethode
Blütezeit	Mai bis Juli
Positives Potential	Sinnfindung, Licht und Heiterkeit
Negatives Potential	Plötzliche grundlose Trauer, Depression, Seelenschmerz, Trübsinn und Schwermut
Kurzbeschreibung	Es werden Phasen der tiefen Melancholie durchlebt, ohne dass eine Ursache erkennbar wäre.
Grundgefühl	„Es legt sich eine tiefe Depression über mein inneres Empfinden.“
Typische Aussage	„Das Leben ist so trostlos.“

Das negative Potential der Bachblüte

Weist ein Mensch das negative Potential der Bachblüte Mustard auf, so wird er von Düsternis und Trauer in seinem Leben heimgesucht, die plötzlich und auf unerklärliche Weise auftreten. Er ist ebenso überrascht von dieser dramatischen Veränderung, die ihm die Stimmung verdirbt, ihn bedrückt und seine Antriebskraft zerstört. Er ist betrübt und niedergeschlagen, was sich sogar in seinem äußeren Erscheinungsbild zeigt: Er wirkt körperlich sehr kraftlos und seine mangelnde Freude zeigt sich in langsamen, schweren Bewegungen. Nicht selten verspüren Betroffene Apathie bis hin zu Depressionen, Immunschwäche, Menstruationsbeschwerden, Leber- und Gallenblasenproblemen, Lähmungserscheinungen und Krebs.

Menschen, die unter dem negativen Potential der Bachblüte Mustard zu leiden haben, können keinen logischen Grund finden, warum sie sich so schrecklich fühlen. Theoretisch haben sie alles, was sie brauchen im Leben, weshalb sie eigentlich glücklich und zufrieden sein sollten. Und doch stehen sie hier: mutlos, interessenlos und hoffnungslos. Sie fühlen sich der Dunkelheit ausgeliefert, weil sie sich nicht aus eigener Kraft befreien können. Es scheint so, als hätten sie keine andere Wahl, als den gesamten Schmerz der Welt zu spüren und zu ertragen.

Anwendungsbereich der Bachblüte

Die Bachblüte Mustard kann in folgenden Fällen zum Einsatz kommen:

- Es kündigt sich tiefe Trauer und Schwermut ohne erkennbaren Grund an.
- Man verspürt starken Weltschmerz.
- Melancholie lähmt Körper und Geist.
- Man kann der plötzlichen Düsternis weder entrinnen, sie vertreiben noch sie überspielen.
- Man kann nicht verstehen, woher die Gefühle kommen.

Die Wirkung der Bachblüte – das Positive Potential

Bei grundloser Trauer und Niedergeschlagenheit ist die Bachblüte Mustard die passende Essenz. Sie ist wie ein Licht am Ende des Tunnels, das dem Anwender den Weg aus der schier unerträglichen Finsternis heraus zeigt. Sie erweckt die eingeschlafene Lebensfreude wieder zum Leben, was automatisch die Dunkelheit und Melancholie vertreibt. So bekommt der Betroffene nach und nach wieder Zugang zu sich selbst und seinen Mitmenschen.

Nr. 22 Oak: Die Ausdauer- und Durchhaltevermögens-Blüte

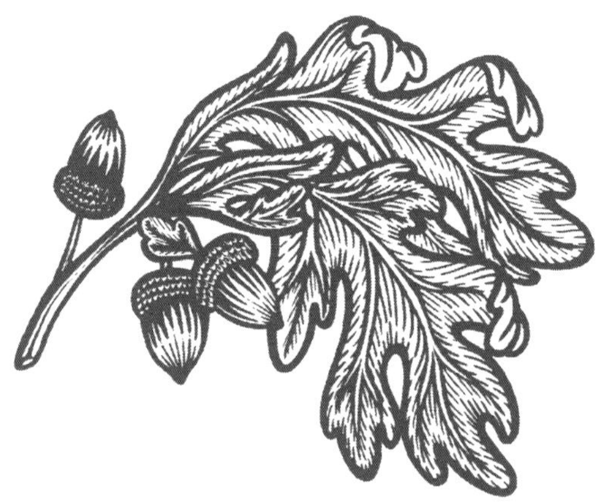

Deutsche Bezeichnung	Eiche
Lateinische Bezeichnung	Quercus robur
Herstellungsverfahren	Sonnenmethode
Blütezeit	April bis Mai
Positives Potential	Unermüdlichkeit und Durchhaltevermögen
Negatives Potential	Unnachgiebigkeit, Verbissenheit, Verausgabung und Selbstausbeutung
Kurzbeschreibung	Trotz Niedergeschlagenheit und Erschöpfung wird weiter tapfer gekämpft und niemals aufgegeben.
Grundgefühl	„Ich muss das ganz allein schaffen."
Typische Aussage	„Eigentlich kann ich nicht mehr, aber aufgeben ist keine Option."

Das negative Potential der Bachblüte

Die Stärke der Eiche wird dem Menschen zum Verhängnis, der den negativen Zustand der Bachblüte Oak repräsentiert. Überzogenes Pflichtbewusstsein, Ehrgeiz, selbst auferlegter Leistungsdruck und Stress lassen Dinge wie Ruhe, Pause und Erholung lächerlich erscheinen. Diese Persönlichkeiten sind richtige Arbeitstiere, die ihre Tätigkeit jedoch nicht verrichten, weil sie sie lieben, sondern weil sie glauben, sie tun zu müssen. Dabei gehen sie sogar an ihre Grenzen und häufig über diese hinaus, da sie nicht einfach aufgeben können.

Was bei Mitmenschen für Bewunderung sorgt, macht den Oak-Typ jedoch auf Dauer krank. So leidet er nicht selten an Herzinfarkten, Kreislaufkollaps, Verspannungen, Bluthochdruck, Infekten, Menstruationsbeschwerden, Magenproblemen, Schilddrüsenüberfunktion, Rückenschmerzen, Bandscheibenvorfällen, Rheuma, Gelenkbeschwerden oder Zähneknirschen. Doch er ist und bleibt ein echter Krieger, der seine gesundheitlichen Probleme nicht über seinen Kampfgeist stellt. Verbissen versteift er sich auf sein Ziel, bis er es erreicht und gesiegt hat. Wird er einmal dazu gezwungen, ruhiger zu werden und kürzerzutreten, so machen sich Frustration und gegen sich selbst gerichteter Ärger breit.

Dieser Mensch ist bereit, bis zum Äußersten zu gehen, selbst wenn dies bedeutet, dass er zu hohe Anforderungen an sich selbst stellt und es dadurch zu einer Überforderung kommt. Sein Antrieb ist das Bedürfnis, sich stets zu beweisen, weshalb er seine Ziele niemals aus den Augen verliert. Er wird regelrecht blind und taub für alles andere und zieht ohne Kompromiss sein Ding durch. Niemals erlaubt er sich Anzeichen der Schwäche. Dabei verbirgt seine übertriebene Heldenhaftigkeit meist nur tiefe Erschöpfung,

Auf den Oak-Typ ist echt Verlass. Sein Pflichtbedürfnis lässt ihn fremde Erwartungen nur in absoluten Ausnahmefällen nicht erfüllen, dabei ist er der Meinung, die Dinge allein regeln zu müssen. Er ist wie eine unermüdliche Maschine, die einfach nicht totzukriegen ist. Doch was sich meist erst in einem späteren Stadium zeigt, ist, dass der Betroffene durch sein Verhalten in einen schweren persönlichen Konflikt gerät. Der nicht nachlassende Stress fordert mit der Zeit seinen Tribut und lässt die Eiche spröde und alt werden. Wenn er nicht aufpasst und rechtzeitig die Reißleine zieht, bricht der Stamm und die einst so imposante und starke Eiche geht klagend zu Boden.

Anwendungsbereich der Bachblüte

Die Bachblüte Oak kann in folgenden Fällen zum Einsatz kommen:

- Extremes Pflichtbewusstsein, Starrheit und Arbeitswut verhindern, sich auch einmal Urlaub zu gönnen oder um Hilfe zu bitten.
- Man zwingt sich, unter allen Umständen durchzuhalten.
- Es zeigt sich Stärke, aber auch Erschöpfung.
- Erledigte Aufgaben können weder Stolz noch Freude oder Zufriedenheit hervorrufen.

Die Wirkung der Bachblüte – das positive Potential

Die Wirkung der Bachblütenessenz Oak setzt an der Verbissenheit des Anwenders an. Sie weist auf die persönlichen Grenzen hin und lehrt, loszulassen und locker zu werden, sodass die Warnsignale des Körpers nicht länger überhört, sondern berücksichtigt werden. Man kann sich mehr Ruhe und Entspannung gönnen, um die Kraftreserven wieder aufzufüllen.

Die Einnahme der Essenz Oak bringt zudem ein neues Bewusstsein bezüglich der selbstauferlegten Pflichten mit sich. Der Anwender kann nun erkennen, dass er seine Tätigkeiten nicht länger als reinen Zwang empfinden muss. Er kann seine Arbeit mit mehr Leichtigkeit und Unbeschwertheit ausführen, wodurch er weniger Energie verbrennt. Er fühlt sich nicht mehr so stark unter Druck gesetzt und muss seinen Selbstwert nicht mehr länger über seine Durchhaltefähigkeit beweisen. Er erkennt, dass er sich nicht zwangsläufig bis zum äußersten Ende verausgaben muss, um erfolgreich zu sein. Er lernt zudem den Unterschied kennen, wann er verpflichtet ist, etwas zu tun, und wann er nur das Gefühl hat, verpflichtet zu sein.

Des Weiteren zeugt das positive Potential der Bachblüte Oak von der Bereitschaft zum Kompromiss. Damit weichen Dickköpfigkeit und Sturheit auf und der Betroffene wird auf eine gute Art nachgiebiger. Er entdeckt zunehmend seine wahre innere Stärke, die sich nicht über seine Verausgabung und seinen Kampfeswillen definiert.

Nr. 23 Olive: Die Erschöpfungs- und Regenerations-Blüte

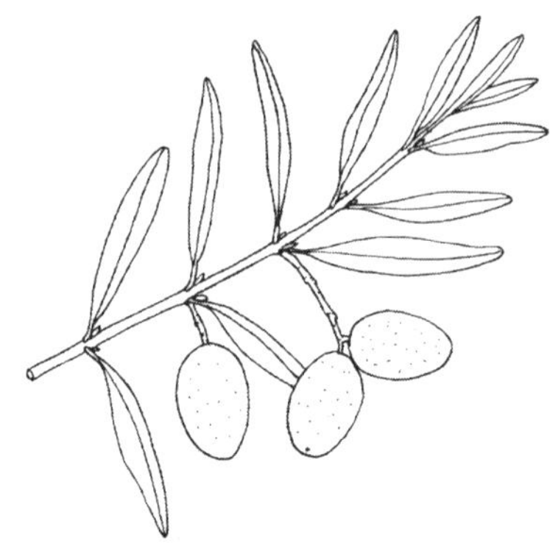

Deutsche Bezeichnung	Olive, echter Ölbaum
Lateinische Bezeichnung	Olea europaea
Herstellungsverfahren	Sonnenmethode
Blütezeit	Mai bis Juni
Positives Potential	Kraft, Lebendigkeit und Vitalität
Negatives Potential	Vollständige körperliche und geistige Erschöpfung, Burn-out
Kurzbeschreibung	Extreme Erschöpfung und totale Ermüdung betreffen sowohl Körper als auch Geist.
Grundgefühl	„Ich kann nicht mehr. Ich bin vollkommen ausgelaugt."
Typische Aussage	„Es ist mir über den Kopf gewachsen."

Das negative Potential der Bachblüte

Die Bachblüte Olive steht eng mit der Lebensenergie in Zusammenhang. Ist das negative Potential ausgeprägt, so manifestiert sich dies in einer vollständigen Erschöpfung, sowohl auf körperlicher als auch auf geistiger Ebene. Die Energie scheint für nichts mehr zu reichen, selbst die kleinsten Aufgaben werden zu unüberwindbaren Herausforderungen. Alltägliche Dinge, die normalerweise leicht von der Hand gehen sollten, resultieren in Überforderung. Auch soziale Unternehmungen, die früher Freude und Leichtigkeit vermittelten, rauben dem Betroffenen nun plötzlich seine letzten Reserven. Selbst das Einhalten vieler Pausen zwischendurch reicht nicht aus, damit sich seine Batterien genügend aufladen. Der Betroffene möchte nur noch im Bett liegen und schlafen. Diese Menschen scheinen an einem Punkt der Erschöpfung angekommen zu sein, an dem jede Form der Regeneration undenkbar scheint – unabhängig davon, wie viel Ruhe sie sich gönnen. Zu sagen, man sei am Ende seiner Kräfte angelangt, ist in diesem Fall tatsächlich keineswegs übertrieben.

Menschen, die unter dem negativen Potential der Bachblüte Olive zu leiden haben, sind physisch wie psychisch ausgebrannt – was erklärt, warum so viele an Burn-out (aus dem Englischen: ausgebrannt sein) erkranken, einem Zustand der totalen körperlichen, geistigen und emotionalen Erschöpfung mit einhergehender starker Beeinträchtigung der Leistungsfähigkeit. Des Weiteren sind Schlaflosigkeit aufgrund von Erschöpfung, niedriger Blutdruck, schwache Verdauung, Anfälligkeit für Infekte, Rückenschmerzen, sexuelle Probleme und Herzschwäche weitere Symptome, die mit der Bachblüte Olive in ihrer negativen Ausprägung in Verbindung gebracht werden.

Eine Verzerrung dieser Bachblüte geht meist mit einer Lebensphase einher, in der vom Betroffenen ein sehr hohes Maß an Energie gefordert wurde. Leistungsdruck sowie anspruchsvolle Zeitgrenzen, die es einzuhalten galt, forderten so viel Lebensenergie, dass die Seele keine andere Wahl hat, als sich die Kraft zurückzuholen und somit der übermäßigen Belastung durch extreme Erschöpfung entgegenzuwirken.

Anwendungsbereich der Bachblüte

Die Bachblüte Olive kann in folgenden Fällen zum Einsatz kommen:

- Erschöpfung und Müdigkeit bringen ein großes Schlafbedürfnis zum Vorschein.
- Die Lust, Dinge zu tun und zu erleben, ist erloschen.
- Es wurden langwierige und kräftezehrende Krankheiten oder andere schwere Belastungen ertragen.
- Die Lebensenergie kann nicht mehr aktiviert werden.

Die Wirkung der Bachblüte – das positive Potential

Da die Essenz Olive Erholung und Regeneration von Körper und Geist initiiert, kommt sie besonders gern in Lebensphasen zum Einsatz, in denen der Betroffene enorm gefordert wird – unabhängig davon, ob die Erschöpfung akut ist oder bereits zu einem chronischen Zustand geworden ist.

Der Anwender bemerkt häufig einen Anstieg von Belastbarkeit, Kraft und Resilienz, wodurch er seine Herausforderungen besser meistern kann, die ihn zuvor stressten und erschöpften. Zugleich gewinnt er einen inneren Frieden, denn die Bachblüte Olive wirkt nicht wie ein körperliches Aufputschmittel, sondern erreicht ganzheitliche Effekte wie eine universale Quelle der Lebensenergie, die selbst innere Konflikte besänftigt. Der extremen Erschöpfung liegt in geistiger und materieller Hinsicht immer eine Ursache zugrunde, die es zu erkennen gilt, damit eine Verbesserung der Situation vom Anwender hervorgerufen werden kann. Die Essenz Olive unterstützt den Anwender dabei, diese Gründe aufzudecken sowie zu entdecken, welche Dinge ihm Kraft schenken und seine Lebensenergie nähren.

Nr. 24 Pine: Die Selbstverzeihungs- und Selbstakzeptanz-Blüte

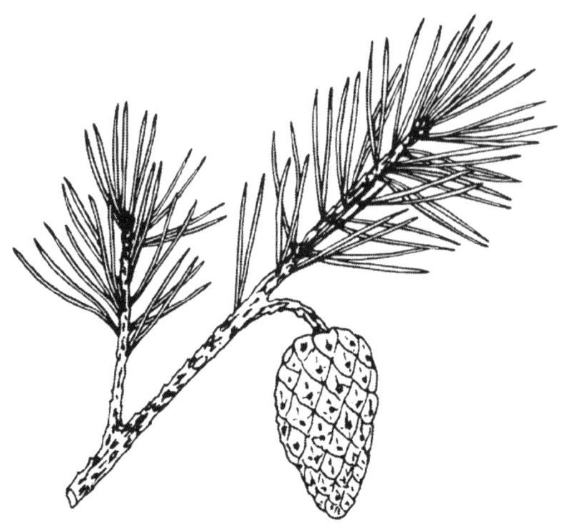

Deutsche Bezeichnung	Kiefer, Föhre
Lateinische Bezeichnung	Pinus sylvestris
Herstellungsverfahren	Kochmethode
Blütezeit	Mai
Positives Potential	Echte Bescheidenheit, Selbstachtung und Selbstakzeptanz
Negatives Potential	Schuldgefühle und schlechtes Gewissen, mangelndes Selbstwertgefühl
Kurzbeschreibung	Mutlosigkeit und Schuldgefühle rufen Vorwürfe gegen die eigene Person hervor.
Grundgefühl	„Ich fühle mich für alles Schlechte verantwortlich, denn ich fühle mich für alles schuldig."
Typische Aussage	„Ich habe an allem Schuld."

Das negative Potential der Bachblüte

Menschen, die das negative Potential der Bachblüte Pine ausleben, fühlen sich in den meisten Situationen leicht angesprochen und nehmen die Dinge persönlich. Geht einmal etwas schief, so wirken sie betroffen, als wären sie selbst für den Fehler verantwortlich – obwohl sie in den meisten Fällen nicht einmal etwas mit dem Problem zu tun hatten. So können sie sich sogar bei den Fehlern anderer Menschen für schuldig halten.

Rund um die Uhr plagt die Betroffenen ein schlechtes Gewissen, das ihnen Selbstvorwürfe einredet und sie mit negativen Gedanken bestraft. Ihre meist übertriebenen Erwartungen an sich selbst können gar nicht erfüllt werden, weil sie vollkommen realitätsfern sind. Und ist der Moment gekommen, in dem sie sich selbst (wieder einmal) enttäuscht haben, gehen sie aufs Heftigste mit sich selbst ins Gericht. Diese Schuld können sie sich nicht verzeihen. Sie bestrafen sich dann in gewisser Weise selbst durch Beschwerden, wie Kopfschmerzen und Migräne, Nackenprobleme, Rückenschmerzen, Autoaggressionserkrankungen, Magenbeschwerden, Herzprobleme, Darmerkrankungen, sexuelle Störungen, Atemnot oder Krebs.

Selbst dann, wenn Menschen, die das negative Potential der Bachblüte Pine repräsentieren, Erfolg haben, können sie diesen nicht wirklich genießen. Auch gelungene und siegreiche Momente können die Vorwürfe gegen sich selbst nicht beseitigen, denn man hätte ja dies und jenes noch besser machen können. Nie sind sie zufrieden mit sich, denn jeder Fehler wiegt so schwer wie Tausende von Erfolgen.

Anwendungsbereich der Bachblüte

Die Bachblüte Pine kann in folgenden Fällen zum Einsatz kommen:

- Es wird sich ständig für die kleinsten Dinge entschuldigt.
- Ein schlechtes Gewissen plagt den Geist rund um die Uhr.
- Es wird sich für andere Menschen aufgeopfert.
- Man fühlt sich sogar für die Fehler und Schwächen der Mitmenschen schuldig.
- Man macht sich selbst zum Sündenbock und bestraft sich mit Selbstvorwürfen.
- Sehr hohe Anforderungen an sich selbst, denen man nicht gerecht werden kann, können nicht verziehen werden.

Die Wirkung der Bachblüte – das positive Potential

Die Bachblüte Pinie öffnet den Weg zur Vergebung. Sie animiert den Anwender auf sanfte Weise dazu, sich seine eigenen Fehler zu verzeihen, damit er wieder Lebensfreude empfinden kann. Statt sich von der empfundenen Schuld lähmen zu lassen, fühlt er sich dazu angehalten, zu reflektieren, inwiefern es tatsächlich seine Verantwortung ist. War er in einer bestimmten Situation wahrlich der Schuldige, so kann er Reue spüren, doch er bleibt in dieser Empfindung nicht stecken, sondern nutzt die Erfahrung, um daraus zu lernen. Fehler werden so zu wichtigen Lektionen, die bei einem Neuanfang helfen.

Nr. 25 Red Chestnut: Die Symbiose- und Abnabelungs-Blüte

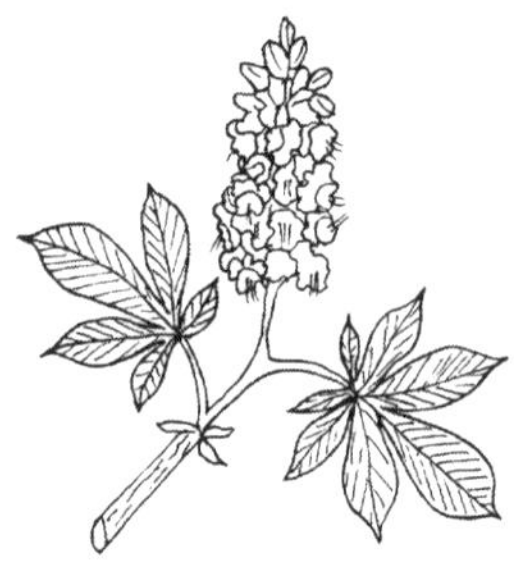

Deutsche Bezeichnung	Rotblühende Rosskastanie, Purpurkastanie
Lateinische Bezeichnung	Aesculus carnea
Herstellungsverfahren	Kochmethode
Blütezeit	Mai bis Juni
Positives Potential	Optimistisches Denken und Eigenständigkeit
Negatives Potential	Abhängigkeit, übertriebenes Mitleid und Überbesorgnis
Kurzbeschreibung	Übertriebene Sorge und Angst um andere lassen den Fokus auf die Mitmenschen fallen.
Grundgefühl	„Ich bin für jeden und alles verantwortlich."
Typische Aussage	„Ich sorge mich um dich."

Das negative Potential der Bachblüte

Wenn sich eine Persönlichkeit übertriebene Sorgen um ihre Mitmenschen macht und dabei andere in ihrer Freiheit einschränkt, liegt höchstwahrscheinlich eine negative Ausprägung der Bachblüte Red Chestnut vor. Dieses Verhalten ist besonders bei gluckenartigen Eltern anzutreffen, die so sehr um das Wohlergehen ihrer Kinder besorgt sind, dass sie glauben, sie nur beschützen zu können, indem sie sie auf Schritt und Tritt verfolgen und ihnen alles abnehmen. Dabei bemerken sie leider nicht, dass sie riskieren, durch ihr Verhalten die Entwicklung ihres Nachwuchses zu behindern. Fakt ist, dass ein Mensch, der als Kind nie gelernt hat, eine Herausforderung zu meistern, dies im Erwachsenenalter nur sehr schwer lernen wird. Insbesondere dann, wenn die betroffenen Menschen nicht mehr eingreifen können, weil zum Beispiel die Kinder außer Haus sind oder zu weit weg wohnen, scheinen sie ihrem negativen Gedankenkarussell zu erliegen: „Geht es meiner Tochter auch wirklich gut?", „Sollte ich nicht besser nachschauen, ob alles ok ist?", „Bestimmt ist etwas Schreckliches passiert!" Den Kindern wird ständig hinterhertelefoniert und selbst aus der Distanz finden sie Wege, um andere Menschen zu bevormunden und überzubehüten.

Diesen Menschen fällt es äußerst schwer, sich abzugrenzen. Sie empfinden die Probleme und das Leid ihrer Mitmenschen, als wären diese ihre eigenen, weshalb sie sich auch für alles verantwortlich fühlen. Dann kann man nicht einfach zusehen, sondern glaubt, man müsse sich in das Leben des anderen zu dessen Wohl einmischen. Dabei kann es dazu kommen, dass die Betroffenen ihr eigenes Leben vernachlässigen und verlernen, ihre persönlichen Bedürfnisse wahrzunehmen. Übertriebene Ängste ersticken jede Lebensfreude im Keim, wodurch niemandem geholfen ist, insbesondere weil diese meist völlig unrealistisch und überzogen sind. Ängste lösen enormen Stress im Organismus aus, weshalb sie auf Dauer zu Beschwerden führen können. Dazu zählen zum Beispiel Kopfschmerzen, Hautprobleme, Atemwegserkrankungen, hoher Blutdruck, Nierenbeschwerden, Kreislaufstörungen, Verspannungen, Herzprobleme, Magenbeschwerden oder Lungenerkrankungen.

Anwendungsbereich der Bachblüte

Die Bachblüte Red Chestnut kann in folgenden Fällen zum Einsatz kommen:

- Es wird sich in das Leben der Mitmenschen eingemischt.
- Andere werden ungefragt bemuttert.
- Die Gedanken drehen sich stets um andere Menschen.
- Man verliert sich in einer Symbiose mit anderen.
- Andere werden eingeschränkt, aus Sorge, es könnte sonst etwas passieren.
- Es kann nicht losgelassen werden.
- Man kann sich nicht von anderen abnabeln und unabhängig machen.

Die Wirkung der Bachblüte – das positive Potential

Die Essenz Red Chestnut kommt in Fällen der Überbesorgnis und bei übermäßigem Mitleid zum Einsatz. Die Bachblüte fördert das Vertrauen in das Leben und in andere Menschen, sodass der Anwender erkennen kann, dass es nichts bringt, sich Sorgen zu machen, weil gewisse Dinge trotzdem geschehen werden. Er vertraut darauf, dass seine Mitmenschen auch ohne seine übertriebene Angst wohlbehütet sind.

Red Chestnut weist zudem auf den Unterschied zwischen Mitleid und Mitgefühl hin. Während Ersteres die mangelnde Fähigkeit zur emotionalen Distanz beschreibt, die entsteht, wenn der Betroffene *mit* einem Mitmenschen gemeinsam *leidet*, bezieht sich Mitgefühl auf die Fähigkeit, sich in die Gefühlswelt des Gegenübers hineinzuversetzen und diese nachzuvollziehen. Dem Anwender der Bachblüte Red Chestnut wird bewusst, dass er anderen Menschen nicht helfen kann, wenn er selbst unter den negativen Gefühlen dieser zu leiden hat. Deshalb ist eine gesunde Distanzierung von den Problemen der Mitmenschen, die dennoch Empathie zulässt, zum Selbstschutz notwendig.

Nr. 26 Rock Rose: Die Ausnahmezustands-, Panik- und Eskalations-Blüte

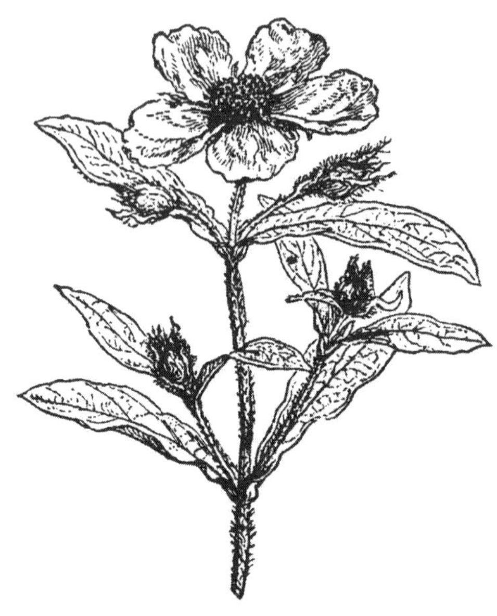

Deutsche Bezeichnung	Gelbes Sonnenröschen
Lateinische Bezeichnung	Helianthemum nummularium
Herstellungsverfahren	Sonnenmethode
Blütezeit	Mai bis August
Positives Potential	Ruhe, Gelassenheit, Mut und Nervenstärke
Negatives Potential	Akute Panik
Kurzbeschreibung	Extreme akute Angst und Panik weisen auf einen Ausnahmezustand hin.
Grundgefühl	„Ich habe so viel Angst, ich kann nicht mehr klar denken."
Typische Aussage	„Ich gerate in Panik."

Das negative Potential der Bachblüte

Das negative Potential der Bachblüte Rock Rose tritt bei Notfällen auf, in denen der Betroffene aufgrund einer realen Gefahrensituation in akute Panik gerät. Die Nerven liegen blank und nicht selten macht sich Todesangst bemerkbar. Hier ist nicht von alltäglichen oder situationsbedingten Ängsten die Rede, sondern von jener Furcht, die den Körper und Geist überkommt, wenn er einen Unfall, eine Naturkatastrophe oder eine plötzliche Erkrankung erlebt. Damit einher gehen Empfindungen wie Schock und Entsetzen, sodass sämtliche Wahrnehmungen der Sinne und Gefühle betäubt werden. Betroffene beschreiben häufig in besonders schlimmen Fällen, dass sie in einen Ausnahmezustand geraten, in dem sie nichts mehr erreichen können: Sie fühlen sich innerlich starr und tot, so als wäre jede Form der Lebendigkeit aus ihnen entwichen, wodurch sie vollständig handlungsunfähig werden. Für die Dauer des Schocks spüren sie nichts mehr, weder ihre eigenen Gefühle noch das, was um sie herum geschieht. Körper und Geist benötigen jede Energie, um mit der erschütternden Nachricht beziehungsweise Erfahrung umzugehen, die die Panik auslöste, weshalb der Organismus Kraft aus Bereichen abzieht, die in dem jeweiligen Moment nicht überlebenswichtig sind. Zudem würden die panikartigen Emotionen den Geist schier überwältigen, wodurch die Strategie des Körpers, Gefühle für einen bestimmten Zeitraum hinweg „abzuschalten", durchaus sinnvoll ist.

Extremsituationen von diesem Ausmaß gehen nicht spurlos am Körper vorbei, weshalb Beschwerden wie Herzjagen oder Herzinfarkte, Magenbeschwerden, Schmerzen, Asthmaanfälle, Kreislaufzusammenbruch, Darmprobleme, Zusammenbruch, Schwindel und Drogensucht auftreten können.

Anwendungsbereich der Bachblüte

Die Bachblüte Rock Rose kann in folgenden Fällen zum Einsatz kommen:

- Man neigt dazu, schnell in Panik zu geraten.
- Starkes Entsetzen oder ein Schockzustand lässt auf das Erleben einer schrecklichen Situation schließen.
- Die extreme Angst betäubt sämtliche Gefühls- und Sinneswahrnehmungen.

Die Wirkung der Bachblüte – das positive Potential

Die Bachblütenessenz Rock Rose ist ein Notfallmittel, das in extremen Ausnahmezuständen Anwendung findet. Sie unterstützt die Überwindung der Panik, wodurch der Betroffene wieder Mut fasst und zurück zu seiner Stärke findet. Unter Umständen wird es ihm gelingen, über sich hinauszuwachsen, indem er ungeahnte Ressourcen mobilisiert. Das kennen wir aus Notsituationen, in denen gewöhnliche Bürger zu Helden werden, indem sie überraschend Menschenleben retten.

Nr. 27 Rock Water: Die Flexibilitäts- und Meisterschafts-Blüte

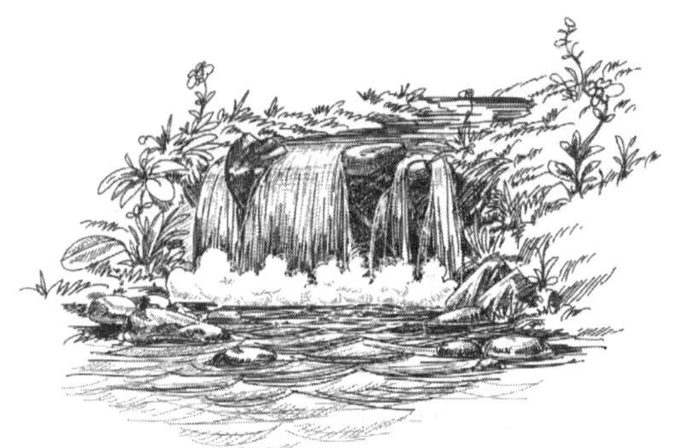

Deutsche Bezeichnung	Felswasser aus heilkräftigen Quellen
Lateinische Bezeichnung	Aqua fons, aqua petram
Herstellungsverfahren	Sonnenmethode
Blütezeit	-
Positives Potential	Mentale Flexibilität und gesunde Disziplin
Negatives Potential	Überzogene Selbstdisziplin aus Prinzip
Kurzbeschreibung	Starre Ansichten, übermäßig strenge Selbstdisziplin, Selbstverleugnung und zu hohe Maßstäbe zeugen von der Unterdrückung von Bedürfnissen und extremer Idealvorstellungen.
Grundgefühl	„Ich habe perfekt zu sein."
Typische Aussage	„Wer weiterkommen will, muss verzichten können."

Das negative Potential der Bachblüte

Die Bachblüte Rock Water ist im eigentlichen Sinne keine Blüte, sondern Wasser von heilkräftigen Felsquellen, das mithilfe der Sonnenkraft aufgeladen wurde. In seiner negativen Ausprägung repräsentiert es Persönlichkeiten, die übermäßige Perfektion zum Ausdruck bringen wollen, indem sie dogmatischen Ansichten und idealen Vorstellungen die Macht einräumen, über ihr Leben zu entscheiden. Ihnen ist es wichtig, den perfekten Charakter jener Rolle zu verkörpern, die sie eingenommen haben. Dieses Verhalten trifft man häufig im religiösen Kontext, bei Führungspersönlichkeiten oder bei Menschen an, die sich einer bestimmten Mission im Leben verschrieben haben. Auch wenn sie selbst ihr Leben gemäß strikter Muster und unanfechtbarer Moral leben, so liegt es den Betroffenen fern, ihre Mitmenschen für eine andere Lebensweise zu kritisieren. Sie drängen ihr persönliches Weltbild niemandem auf, möchten jedoch eindeutig als Vorbild gesehen werden, das mit Inspiration andere zu gleichen Ansichten motiviert. Hier kommt auch zutage, dass sich diese Menschen sehr um das Wohl ihres sozialen Umfeldes sorgen und deshalb mit bestem Beispiel vorangehen wollen.

Selbstdisziplin ist jenes Merkmal von Menschen, die das negative Potential von Rock Water ausleben, das ihnen erst ermöglicht, an ihren extremen Idealvorstellungen festzuhalten. Um selbst ihren Ansprüchen zu genügen, haben sie sich stets unter Kontrolle zu halten, wodurch Anpassungsfähigkeit und Spontaneität nicht zu ihren Stärken gehören. Damit verwehren sich diese Menschen leider vielen Freuden des Lebens, weil ihnen ihr Stolz, ihr unbeugsamer Wille und die Unbeirrbarkeit wichtiger sind. Sie glauben, sich nichts gönnen zu dürfen, in extremen Fällen ignorieren sie sogar Bedürfnisse wie Sexualität, Erholung oder Hunger. Diese hindern sie ihrer Meinung nach daran, das Richtige zu tun, selbst wenn es die Verleugnung ihres eigenen Ichs bedeutet. Ihre angestrebte Makellosigkeit erfordert von ihnen, über den eigenen „Trieben" zu stehen und sich in jeder Situation optimal zu verhalten. Passiert dann doch einmal etwas, was nicht ihren Idealen entspricht, gehen sie mit sich selbst ins Gericht – schließlich ist Perfektion das Einzige, was akzeptiert wird. Dass jedoch niemand dauerhaft unter Höchstleistungen performen kann, blenden diese Persönlichkeiten nur zu gern aus. Früher oder später wird sich diese Selbstaufopferung jedoch in Form körperlicher Beschwerden rächen. Es kann mitunter zu Verspannungen, Menstruationsbeschwerden, Verstopfungen, Bauchspeicheldrüsenproblemen, Bluthochdruck, Darm-, Leber und Gallenentzündungen sowie zu Essstörungen und der Ablehnung von Sexualität kommen.

Anwendungsbereich der Bachblüte

Rock Water kann in folgenden Fällen zum Einsatz kommen:

- Extreme Ideale, strenge moralische Richtlinien und übermenschlich anmutende Verpflichtungen sollen ein erhabenes Selbstbild schaffen und werden mit überzogener Selbstdisziplin verfolgt.
- Perfektion steht über allem.
- Man möchte als Vorbild gelten.
- Eigene Bedürfnisse werden zum „Wohle der Mission" unterdrückt.
- Es werden sich keine Fehler erlaubt.
- Man verlangt von sich selbst in jeder Situation Höchstleistungen.

Die Wirkung der Bachblüte – das positive Potential

Ist ein Mensch zu sehr auf Perfektionismus getrimmt, kann er von der Einnahme von Rock Water profitieren. Diese Essenz weicht persönliche Regeln und übertriebene Erwartungen an sich selbst auf und führt so zu mehr Ungezwungenheit und Entspannung. Der Anwender lernt, dass er nicht in jedem Moment seines Lebens das optimale Vorbild zu sein hat. Zudem erkennt er, dass er bereits perfekt ist, so wie er ist – was für jeden Menschen gilt.

Es ist in Ordnung, Bedürfnisse zu verspüren und diese zu erfüllen, denn damit sichert sich der Betroffene lediglich die Energie, die er benötigt, um seine Ziele im Leben zu verfolgen – die Wünsche von Körper und Geist sind schließlich nicht ohne Grund existent. Rock Water nimmt dem Anwender keineswegs seine hohen Ideale, sondern die Essenz eröffnet ihm nur die Möglichkeit, selbst entscheiden zu können, wie viel Raum sie im Leben einnehmen dürfen und welche Macht sie über ihn haben können. So sind trotz der starken Ansichten immer noch Lebensfreude, Flexibilität und Leichtigkeit möglich.

Nr. 28 Scleranthus: Die Balance- und Gleichgewichts-Blüte

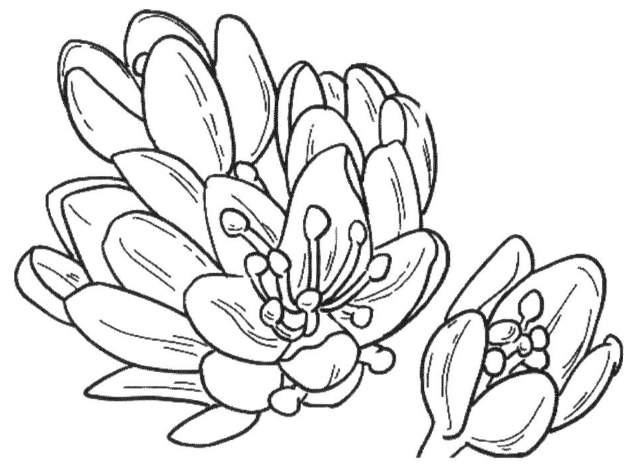

Deutsche Bezeichnung	**Einjähriges Knäuelkraut**
Lateinische Bezeichnung	Scleranthus annuus
Herstellungsverfahren	Sonnenmethode
Blütezeit	Mai bis November
Positives Potential	Gleichgewicht, Entschlossenheit und innere Ausgeglichenheit
Negatives Potential	Entscheidungsschwäche, innere Zerrissenheit und Stimmungsschwankungen
Kurzbeschreibung	Unentschlossenheit, innere Unausgeglichenheit und Sprunghaftigkeit repräsentieren einen Charakter, dessen Gemütszustand und Meinungen von einem auf den anderen Moment wechseln können.
Grundgefühl	„Ich weiß nicht, was die beste Option ist, ich kann mich einfach nicht entscheiden."
Typische Aussage	„Was soll ich bloß tun?"

Das negative Potential der Bachblüte

Die Bachblüte Scleranthus ist der Inbegriff für Unentschlossenheit und Unausgeglichenheit. Menschen, die im negativen Potential dieser Blüte verharren, haben Probleme damit, sich zu entscheiden, insbesondere dann, wenn sie eine Wahl zwischen mehreren Optionen haben. Dabei kann es um völlig unbedeutende Dinge gehen, die ihnen bereits Schwierigkeiten bereiten, zum Beispiel, ob sie heute duschen oder doch eher baden gehen sollten. Diese innere Zerrissenheit zeugt von einer mangelnden Balance, die zu einem ständigen Wechsel der persönlichen Ansichten und Meinungen führt. Was heute gilt, gilt morgen schon lange nicht mehr. Ihr wankelmütiges Gemüt drückt für ihr soziales Umfeld Unberechenbarkeit und Unzuverlässigkeit aus.

Persönlichkeiten, die einen negativen Zustand der Bachblüte Scleranthus zum Ausdruck bringen, lassen sich immer wieder aufs Neue von inneren und äußeren Reizen in den Bann ziehen. Das macht sie zu äußerst unruhigen Zeitgenossen, die ihre Konzentration nur schwer auf einer Sache belassen können und bei einer Konversation gerne einmal vergessen, was sie eigentlich sagen wollten. Sie lassen sich nur zu leicht ablenken.

Entscheidungen bedeuten für den Scleranthus-Typ Stress. Fühlt er sich genötigt dazu, ein klares „Ja" oder „Nein" abgeben zu müssen, gerät er in einen emotionalen Konflikt, den er verdrängen oder zumindest auf einen anderen Zeitpunkt verschieben will. Seine inkonsequente und zögernde Art drückt seine mangelhafte Standfestigkeit aus – was kein guter Ausgangspunkt für das Treffen von Entscheidungen ist. Zudem wagt er es nicht, auf die Hilfe anderer zurückzugreifen, weil er glaubt, die Dinge selbst regeln zu müssen.

Auch im Bereich der Stimmungslage kommt die Unausgeglichenheit jener Menschen zutage, die das negative Potential der Bachblüte Scleranthus ausleben. Es gibt kaum einen anderen Persönlichkeits-Typ, der diese Menschen in ihrer Launenhaftigkeit übertreffen könnte. Heftige Lachflashs können innerhalb von Augenblicken Tränen der Trauer ablösen. Sie leben die Polarität der Dinge in vollem Umfang aus und schwanken stets zwischen den Extremen hin und her, ohne sich in der Mitte – der Balance – einpendeln zu können.

Diese ständigen Wechsel der Gefühls- und Gedankenwelt manifestieren sich ebenso auf der körperlichen Ebene. So beklagen sich Betroffene häufig über Schwankungen zwischen hohem und niedrigem Blutdruck, Durchfall und Verstopfungen, Hitze und Kälte oder Aktivität und Apathie. Auch Vergesslichkeit, Hüftbeschwerden, Gleichgewichtsstörungen, Rückenschmerzen, Darmentzündungen, Spannungskopfschmerzen und Nervenbeschwerden können die Liste möglicher Symptome des negativen Scleranthus-Potentials ergänzen.

Anwendungsbereich der Bachblüte

Die Bachblüte Scleranthus kann in folgenden Fällen zum Einsatz kommen:

- Es wird von einem Extrem ins nächste gesprungen.
- Entscheidungen, die heute getroffen wurden, verlieren spätestens morgen ihre Gültigkeit.
- Es kann sich nicht zwischen mehreren Alternativen entschieden werden.
- Die Stimmung schwankt zwischen himmelhochjauchzend und zu Tode betrübt.

Die Wirkung der Bachblüte – das positive Potential

Die Bachblüte Scleranthus verfolgt das Ziel, die innere Balance des Anwenders wiederherzustellen. Sie gleicht in erster Linie aus, wodurch Stimmungsschwankungen in ihrer Intensität abnehmen. Zugleich stärkt die Essenz den Zugang zur inneren Weisheit und Intuition, was dabei hilft, Entscheidungen besser treffen zu können. Sie schenkt das nötige Vertrauen, dass die getroffene Wahl die richtige sein wird.

Das positive Potential dieser Bachblüte zeigt sich in einer äußerst präzisen Entscheidungsfindung. Der Betroffene lässt sich nicht so leicht aus dem Gleichgewicht bringen, denn er zweifelt weder an seiner Wahl noch lässt er sich auf seinem Weg durch Ungewissheit beirren.

Nr. 29 Star of Bethlehem: Die Schock- und Trost-Blüte

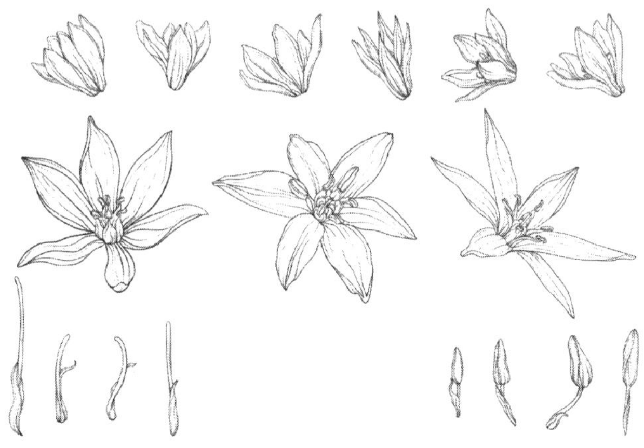

Deutsche Bezeichnung	**Doldiger Milchstern, Stern von Bethlehem**
Lateinische Bezeichnung	Ornithogalum umbellatum
Herstellungsverfahren	Kochmethode
Blütezeit	April bis Juni
Positives Potential	Befreites Ich durch Trost, Regeneration und Reorientierung
Negatives Potential	Unverarbeiteter Schock und Untröstlichkeit
Kurzbeschreibung	Es zeigen sich Nachwirkungen aufgrund eines Schocks auf körperlicher, geistiger oder seelischer Ebene, der akut oder weit zurückliegend sein kann.
Grundgefühl	„Ich bin innerlich leer und verzweifelt. Ich leide immer noch unter meinem Trauma."
Typische Aussage	„Ich kann das nicht verkraften."

Das negative Potential der Bachblüte

Das negative Potential der Bachblüte Star of Bethlehem kommt zum Tragen, wenn ein Trauma zum Beispiel durch eine schwere Krankheit, einen Missbrauch, eine Ungerechtigkeit, einen Unfall oder einen Verlust entstanden ist und dadurch das Leben mehr oder weniger beeinflusst wird. Dabei können Nachwirkungen auch aufgrund anhaltender belastender beziehungsweise bereits längst vergangener traumatischer Ereignisse auftreten, wenn sie noch nicht überwunden wurden. Eine Persönlichkeit, die das negative Potential dieser Bachblüte repräsentiert, hat unter enormem Kummer zu leiden. Trotz des Schmerzes und der Trauer ist der Betroffene jedoch (noch) nicht dazu bereit, sich trösten zu lassen, noch kann ihm sein soziales Umfeld genug Trost schenken, um sein Verlangen danach zu stillen. Nichts auf der Welt scheint seine innere Freudlosigkeit und Leere beseitigen zu können.

Menschen, die der Bachblüte Star of Bethlehem zugeordnet werden können, weisen in der Regel eine Tendenz auf, sich alles zu sehr zu Herzen zu nehmen. So machen sie sich selbst überaus empfänglich für negative Schwingungen, einschließlich Schmerz und Leid, von denen sie sich zudem nur schwer wieder lösen können. Statt diese zu verarbeiten und so zu überwinden, verdrängen sie sie, womit sie ihrer eigenen Heilung im Wege stehen. Diese Persönlichkeiten haben einen inneren Schutzmechanismus entwickelt, der sofort dicht macht, sobald traumatisierende Themen samt den damit verbundenen schmerzlichen Erfahrungen ins Bewusstsein dringen wollen. Alles, was sie daran erinnern könnte, wird tunlichst gemieden, ebenso die Konfrontation damit. Doch irgendein Ventil sucht sich das Trauma immer zur Verarbeitung, weshalb Betroffene häufig Alpträume haben, sollten sie in der Lage sein, trotz potentieller Schlaflosigkeit durch den Schock in den Schlaf zu finden. Zudem können sich die Symptome auf die körperliche Ebene ausweiten und sich in Form von Nierenbeschwerden, Herzproblemen, Atemnot, Nervenkrisen, Immunschwäche, Blutdruckproblemen, Darmbeschwerden, Bauchspeicheldrüsenerkrankungen, Gefühlslosigkeiten in den Extremitäten bis hin zu Krebs zeigen.

Anwendungsbereich der Bachblüte

Die Bachblüte Star of Bethlehem kann in folgenden Fällen zum Einsatz kommen:

- Es wurde ein Trauma durchlebt.
- Ein Schock wurde noch nicht verarbeitet und überwunden.

Die Wirkung der Bachblüte - das positive Potential

Nicht umsonst wird die Bachblüte Star of Bethlehem als „Seelentröster" bezeichnet. Bei unverarbeiteten Traumata beruhigt und besänftigt die Essenz die Seele und initiiert ihre Heilung, sodass der Anwender endlich aus seine anhaltenden Schockstarre herausfindet. Er erkennt zudem, dass sich hinter dem schwerwiegenden Ereignis ein wichtiges Potential befindet, das ihn in seiner persönlichen Entwicklung voranbringen wird – insofern er das Trauma verarbeitet und überwindet. Dies gelingt jedoch nur, wenn er die sich dahinter verbergende Botschaft anerkennt und integriert. Die durch die Verarbeitung der Erlebnisse freigesetzte emotionale Energie wird durch die Bachblüte Star of Bethlehem zu einer Neuorientierung genutzt. Plötzlich können die Dinge in einem anderen Licht betrachtet werden, wodurch es dem Anwender möglich wird, über den Zustand der inneren Leere und Gefühlslosigkeit hinauszuwachsen. Das positive Potential von Star of Bethlehem beschreibt einen Menschen, den nichts schocken kann.

Nr. 30 Sweet Chestnut: Die Erlösungs-Blüte

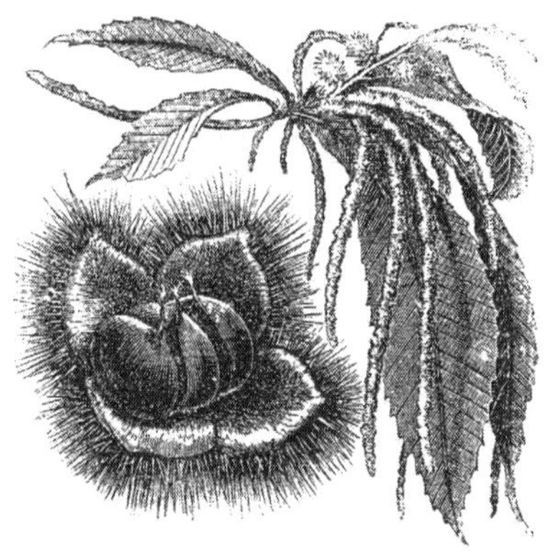

Deutsche Bezeichnung	Esskastanie, Edelkastanie, Marone
Lateinische Bezeichnung	Castanea sativa
Herstellungsverfahren	Kochmethode
Blütezeit	Juli
Positives Potential	Grenzenlose Hoffnung, Erlösung und Lebensmut
Negatives Potential	Ausweglosigkeit und Verzweiflung
Kurzbeschreibung	Tiefste Verzweiflung geht mit dem Gefühl einher, die absolute Grenze des Ertragbaren erreicht zu haben.
Grundgefühl	„Es geht nichts mehr, ich weiß nicht mehr weiter, ich kann es nicht mehr ertragen."
Typische Aussage	„Ich bin am Ende."

Das negative Potential der Bachblüte

Menschen, die das negative Potential der Bachblüte Sweet Chestnut ausleben, haben in der Regel bereits erfolglos alles ausprobiert, was möglich ist, um das Leid und den Schmerz ihres Leben zu überwinden. Sie haben das Gefühl, in einen dunklen Schatten gehüllt zu sein. Dieser vermeintlich endgültige Zustand ist deshalb so schwer zu ertragen, weil der Betroffene sich bereits mehrfach durch seine Versuche davon überzeugen musste, dass es scheinbar keinen Ausweg gibt. Auf dem Weg zu dieser Akzeptanz hat er sich so sehr verausgabt, dass er an der Grenze seiner emotionalen Belastbarkeit angekommen ist. Sweet Chestnut wird in ihrem negativen Potential mit dem schlimmsten Zustand in Verbindung gebracht, den eine Seele erfahren kann. Hier spricht man auch von der sogenannten dunklen Nacht der Seele, einem psychologischen Phänomen, das von absoluter Hoffnungslosigkeit und Verzweiflung geprägt ist. Betroffene fühlen sich völlig verloren in ihrem Leid und können sich nicht in der Leere und Dunkelheit orientieren. Dabei scheint es keine Anzeichen der Besserung zu geben, weshalb sich ein Gefühl breitmacht, vollständig ausgeliefert zu sein. Es ist wahrlich eine Qual für die Seele, deren Intensität sich am Rande des Aushaltbaren befindet.

In vielen Fällen wird dieser Zustand durch schicksalshafte Ereignisse und Lebenskrisen ausgelöst. Diese und die davon begleiteten emotionalen Probleme werden nicht selten von den Betroffenen vor ihren Mitmenschen verheimlicht, weil sie den Schein ihrer Stärke zu bewahren versuchen. Das kann jedoch Depressionen oder einen Zusammenbruch begünstigen, wenn sie sich durch dieses Verhalten noch mehr in die Einsamkeit katapultieren. Des Weiteren sind Erschöpfungszustände, Herzbeschwerden oder Herzinfarkte möglich.

Anwendungsbereich der Bachblüte

Die Bachblüte Sweet Chestnut kann in folgenden Fällen zum Einsatz kommen:

- Verzweiflung bringt den akuten Ausnahmezustand zum Ausdruck.
- Man steht mit dem Rücken zur Wand und weiß nicht mehr, wohin.
- Die Situation wird als aussichtslos empfunden.
- Man fühlt sich völlig verausgabt, hilflos, hoffnungslos und schutzlos.

Die Wirkung der Bachblüte – das positive Potential

Hinter dem leidvollen Gefühl der absoluten Ausweglosigkeit und Verzweiflung steckt eine Seele, die nach Veränderung schreit. Durch Belastungsproben wie die oben beschriebenen wird eine radikale Neuausrichtung und ein Umdenken notwendig, um sich aus der akuten Krise herauszumanövrieren. Der Anwender wird durch die Einnahme der Bachblüte Sweet Chestnut dazu angehalten, zu vertrauen und alles loszulassen, was er zuvor für richtig gehalten hat. Er muss den Mut finden, sein Ego einmal außen vor zu lassen, und sich der manchmal sehr schmerzhaften Wahrheit zuwenden.

Sweet Chestnut ist wie ein Hoffnungsschimmer, wie ein Funke von Energie, der noch gefehlt hat, um weiterzumachen. Sie lässt neue Wege erkennen und hilft dabei, die mit der dunklen Nacht der Seele einhergehende Transformation zu initiieren. Betroffene fühlen sich hier besonders häufig abgeschnitten, verloren und verlassen, weil sie die Verbindung zu ihrer Seele unbewusst aufgegeben haben. Die Bachblütenessenz Sweet Chestnut führt den Anwender wieder sanft zurück zu seinem höheren Selbst und macht ihn dadurch wieder handlungsfähig. Jetzt ist er bereit, zu erkennen, dass es bei seinem derzeitigen qualhaften Zustand nicht darum geht, ihn zu vernichten, sondern darum, sich weiterzuentwickeln. Wenn die Seele wieder die Führung über das eigene Dasein übernehmen darf, lösen sich viele Konflikte scheinbar wie von selbst und aus den trostlosen und verzweifelten Gefühlen werden wieder freudvolle und glückliche Empfindungen.

Nr. 31 Vervain: Die Begeisterungs-Blüte

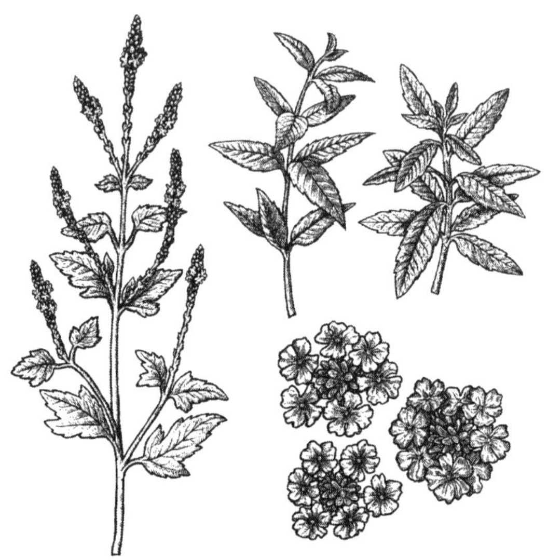

Deutsche Bezeichnung	**Echtes Eisenkraut**
Lateinische Bezeichnung	Verbena officinalis
Herstellungsverfahren	Sonnenmethode
Blütezeit	Juni bis September
Positives Potential	Begeisterung und geistige Flexibilität
Negatives Potential	Übereifer, Maßlosigkeit, Missionarismus und Fanatismus
Kurzbeschreibung	Der fanatische Einsatz für eine bestimmte Sache verbrennt persönliche Energieressourcen bis aufs Äußerste.
Grundgefühl	„Ich (ver)brenne für meine Mission."
Typische Aussage	„Ich muss die Welt verändern."

Das negative Potential der Bachblüte

Menschen in ihrem negativen Potential der Bachblüte Vervain neigen dazu, sich schnell von Dingen begeistern zu lassen und diesbezüglich einen unvergleichlichen Elan zu entwickeln. Mit einem Enthusiasmus, der schon an Hyperaktivität erinnert, verfolgen sie ihre Ziele, wobei der maßlose Übereifer sie nicht zur Ruhe kommen lässt. Sie sind stets innerlich aufgeregt und angespannt, wodurch Schlafprobleme vorprogrammiert sind. Ihr Tatendrang lässt sie nicht selten überdrehen und wie getrieben wirken. Deshalb gehen damit körperliche Symptome wie hoher Blutdruck, Kopfschmerzen und Migräne, Verspannungen und Augenprobleme sowie Menstruationsbeschwerden,

Schilddrüsenprobleme, Leber- und Gallenblasenerkrankungen, Beschwerden im Hals und Kehlkopf wie Stimmbandreizungen einher.

Dass betroffene Persönlichkeiten dieser Kategorie nur wenig Kontrolle über ihre Gedanken- und Gefühlsmuster besitzen, wird deutlich, wenn man erkennt, wie sehr sie zur Übertreibung und Maßlosigkeit neigen. Sie können nicht anders, als im perfektionistischen Wahn alles geben zu wollen, was sie an Kräften besitzen, und am liebsten noch darüber hinaus. Sie überschätzen sich dabei regelmäßig selbst, weil sie ihre Energiereserven weder zu schätzen wissen noch in der Lage sind, diese bewusst einzusetzen. Es scheint so, als vereinnahme sie das Objekt ihrer Begeisterung so sehr, dass sie sich selbst dafür opfern würden.

Es ist bewundernswert, wie sehr sich der Vervain-Typ mit enormer Willenskraft auf eine bestimmte Sache einlassen kann, doch dabei blendet er allzu gern aus, was sich um ihn herum ereignet. Seine innere Kraftquelle fängt schnell Feuer, weshalb er dazu neigt, sich zu verzetteln und Dinge für grandios zu halten, die es vielleicht gar nicht sind. Seine Überzeugung ist jedoch so stark, dass er sie für das einzig Wahre hält und damit den Ratschlägen anderer grundsätzlich kein Gehör schenken kann und will. Intoleranz gehört zu seinen Eigenschaften ebenso wie Reizbarkeit und Impulsivität.

Die Vervain-Persönlichkeit möchte die Welt zu einem besseren Ort machen und glaubt, dies durch die fast schon fanatische Verfolgung ihrer Mission zu erreichen. In ihrer negativen Ausprägung wirken ihre Bekehrungen auf ihre Mitmenschen jedoch schnell überfordernd und besessen, weil ihr das Feingefühl und das Gespür dafür fehlt, wann etwas angebracht ist und wann die Grenze erreicht wurde. Sie bedrängt ihre Mitmenschen ohne Rücksicht mit ihren Überzeugungen, was natürlich eher abschreckt und Sympathien hemmt. Dieser fanatischen Art des Vervain-Typs liegt das tiefe Bedürfnis zugrunde, von seinem sozialen Umfeld für sein Wohlwollen und Engagement wertgeschätzt, bestätigt und anerkannt zu werden.

Anwendungsbereich der Bachblüte

Die Bachblüte Vervain kann in folgenden Fällen zum Einsatz kommen:

- Man begeistert sich überaus für eine Idee.
- Im Einsatz für die eigenen Ideale werden persönliche Kräfte ohne Rücksicht auf Verluste verausgabt und vergeudet.
- Im Übereifer ist nur Leistung über 100 % akzeptabel.
- Es werden Mitmenschen missioniert und unter Druck gesetzt.
- Pausen und Zeiten, in denen man nicht im „Dienst" ist, kommen nicht vor, wodurch sich Erschöpfung und Nervosität breitmachen.

Die Wirkung der Bachblüte – das positive Potential

Die Bachblüte Vervain ist besonders effektiv, wenn sie bei übermäßigem Enthusiasmus zum Einsatz kommt. Hier wirkt sie der inneren Unausgeglichenheit entgegen und bremst den Anwender dort aus, wo er von etwas mehr Überlegung profitieren würde, und hält ihn dort zurück, wo er maßvoller vorgehen sollte. Damit kehrt er zunehmend zur Realität zurück und lernt, einschätzen zu können, was sinnvoll ist und wo er über das Ziel hinausschießt. Er kann entspannter und selbst bei dem Verfolgen seiner Ideale gelassener werden, ohne sich dabei selbst zu verausgaben.

Zudem zeugt das positive Potential der Bachblüte Vervain von der Annahme fremder Ansichten. Anwender können sich für die Meinungen ihrer Mitmenschen öffnen und müssen nicht länger zwanghaft für das Gute kämpfen, sondern können Dinge auch einmal so sein lassen, wie sie sind. Diese Essenz fördert sowohl die Toleranz als auch die Akzeptanz der Andersartigkeit anderer Individuen.

Nr. 32 Vine: Die Autoritäts-Blüte

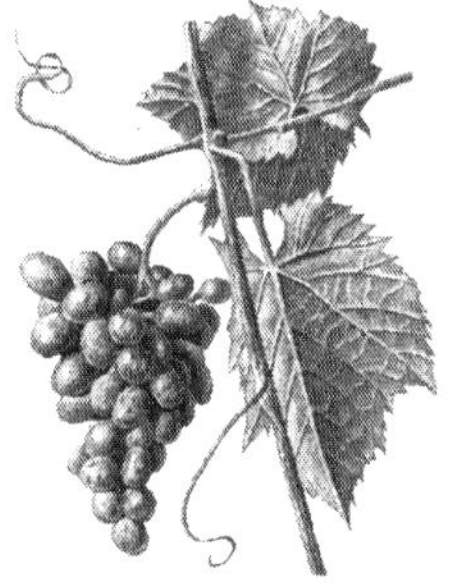

Deutsche Bezeichnung	**Weinrebe, Weinstock**
Lateinische Bezeichnung	Vitis vinifera
Herstellungsverfahren	Sonnenmethode
Blütezeit	Mai bis Juli
Positives Potential	Rücksichtnahme, natürliche Autorität und verständnisorientierte Führung
Negatives Potential	Rücksichtslosigkeit, Dominanz und Herrschsucht
Kurzbeschreibung	Dominanz, Rücksichtslosigkeit und Machthunger gebären einen Tyrannen.
Grundgefühl	„Es ist besser, wenn ich über die anderen bestimme."
Typische Aussage	„Ich weiß es eh am besten."

Das negative Potential der Bachblüte

Selbstbehauptung steht bei der Bachblüte Vine ganz oben auf der Liste. In ihrer negativen Ausprägung beschreibt sie Menschen, die sich zwingend durchsetzen müssen und unter keinen Umständen als Verlierer dastehen wollen. Sie sind von sich aus sehr selbstbewusst und ehrgeizig und würden sich nie ihre Fehler eingestehen, da diese als Zeichen von Schwäche gesehen werden. Kritik ist demnach ebenso wenig erwünscht und sollte sie doch einmal gegen den Vine-Typ gerichtet werden, so geht dieser gnadenlos vor. Er muss stets Recht behalten, akzeptiert demnach keinen Widerspruch und muss ständig das letzte Wort haben. Trotz der innewohnenden Führungsqualitäten kann die Persönlichkeit, die die Bachblüte Vine in ihrer negativen Tendenz auslebt, nicht im Sinne aller agieren. Mangelnde Empathie und Rücksichtslosigkeit erzeugen eine feindbildartige Stimmung in den Reihen ihrer „Untertanen", denn dieser Mensch identifiziert sich so sehr mit seiner Führungsrolle, dass er sich herausnimmt, in dominanter und diktatorischer Art andere zu bevormunden und so durch Tyrannei gehorsames Verhalten zu erzwingen. Dabei kann es sogar zur Aggressivität und Gewalt kommen, insofern sein Willen nicht erfüllt wird. Es ist deutlich geworden, wie wenig der Vine-Typ in seiner negativen Ausprägung fähig dazu ist, sich anderen Autoritäten zu unterwerfen. Das liegt an dem mangelnden Respekt, den er seinen Mitmenschen entgegenbringt – er kann sie einfach nicht ernst nehmen, was er hin und wieder durch Machtspielchen zum Ausdruck bringt. Überlegenheit ist das, was ihm insgeheim Sicherheit schenkt. Herrschsucht ist eine seiner größten Antriebe im Leben, was jedoch mit Engstirnigkeit, Schubladendenken, Überheblichkeit, mentaler Inflexibilität und dem Missbrauch seiner eigenen Begabungen und Talente einhergehen kann. Sein Egoismus verblendet ihn nur zu leicht und gibt ihm das Gefühl, dass sein Verhalten angemessen ist. Er glaubt nämlich, dass er erst Glück und Zufriedenheit empfinden kann, wenn alle Dinge um ihn herum perfekt in sein Weltbild passen. Die teils aggressive Art des Vine-Typs bleibt nicht ohne Folgen für den Körper, weshalb Betroffene häufig Probleme wie Bluthochdruck, Allergien, Gicht, Asthma, Rheuma, Verspannungen, Gelenkbeschwerden, Leber- und Gallenblasenprobleme, Schilddrüsenüberfunktion oder Herzbeschwerden zu beklagen haben.

Anwendungsbereich der Bachblüte

Die Bachblüte Vine kann in folgenden Fällen zum Einsatz kommen:

- Der Hunger nach Macht verführt zu Respektlosigkeit, Dominanz, Unterdrückung, Missbrauch, Strenge, Gewalt und Tyrannei.
- Man will immer recht haben und über andere siegen.
- Andere werden herumkommandiert.
- Der Verstand gewinnt gegen das Herz.

Die Wirkung der Bachblüte – das positive Potential

Die Bachblütenessenz Vine ist für Menschen mit dominanter und überehrgeiziger Tendenz geeignet. Diese Bachblüte bewirkt, dass der Anwender seinen Mitmenschen respektvoller, empathischer und wertschätzender gegenübertreten kann, ohne dabei seine Macht zu missbrauchen. Er lernt, Rücksicht auf sein Umfeld zu nehmen und sich so in eine bestehende Gemeinschaft als ein geschätztes Mitglied einzufügen. Nach und nach gibt der Anwender den Drang auf, über alles und jeden Kontrolle auszuüben und stets das letzte Wort haben zu wollen. Er wird zunehmend weicher, toleranter, kompromissbereiter und gefühlvoller, jedoch ohne dabei in seiner Selbstsicherheit und in seinem Selbstbewusstsein einbüßen zu müssen. Alles in allem entwickelt sich der Anwender der Bachblüte Vine zu einer echten und natürlichen Autorität mit Führungsqualitäten, die nicht durch Macht, Aggressivität und Tyrannei bewiesen werden muss. Er ist sich seiner inneren Stärke so sicher, dass er sie nicht länger demonstrieren muss, und kann so anfangen, seine Gaben für die Gemeinschaft einzusetzen.

Nr. 33 Walnut: Die Beeinflussbarkeits-, Verwirklichungs- und Neubeginn-Blüte

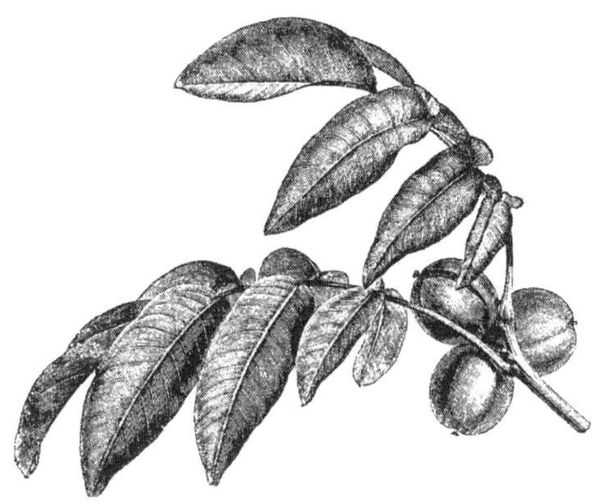

Deutsche Bezeichnung	**Walnuss**
Lateinische Bezeichnung	Juglans regia
Herstellungsverfahren	Kochmethode
Blütezeit	April bis Mai
Positives Potential	Unbeeinflussbarkeit, Neuorientierung und Verwirklichung
Negatives Potential	Wankelmut, Zögern und fehlende Standhaftigkeit
Kurzbeschreibung	Während einer entscheidenden Lebensphase oder eines Neubeginns dominieren Gefühle wie vorübergehende Verunsicherung, Beeinflussbarkeit und Wankelmut.
Grundgefühl	„Der Neubeginn lässt mich zögern und zweifeln. Vielleicht haben die anderen doch recht?“
Typische Aussage	„Wie soll ich das bloß schaffen?“

Das negative Potential der Bachblüte

Das negative Potential der Bachblüte Walnut beschreibt eine Persönlichkeit, die sich leicht beeinflussen und von ihrem Weg abbringen lässt. Auch wenn diese genau weiß, was zu tun ist und was sie will, so besitzt sie nicht genügend Standfestigkeit, um sich vor äußeren Einflüssen schützen zu können. Sie wird von anderen von ihren Zielen abgehalten, indem sie sich durch fremde Meinungen verunsichern lässt. Dabei ist es nicht diese Persönlichkeit, die sich durch das Einholen anderer Meinungen sozusagen selbst ein Bein stellt, sondern es sind die berüchtigten ungefragten Ratschläge und die gut gemeinten Warnungen der Mitmenschen, die den Wankelmut des Betroffenen hervorrufen. Er ist so empfänglich für andere Ansichten und emotional belastete Ideen, dass er beginnt, an sich selbst zu zweifeln und den Halt zu verlieren, sobald eine Meinung nicht mit seiner eigenen übereinstimmt. Diese fehlende innere Standfestigkeit kann zu psychosomatischen Beschwerden wie Gleichgewichtsstörungen und Erschöpfungszuständen führen. Ebenso sind Blasenbeschwerden, Lungenprobleme, Zahnprobleme, Neurodermitis oder Infekte möglich.

Die Bachblüte Walnut steht in ihrem negativen Potential zudem mit der Unfähigkeit zur Veränderung in Zusammenhang. Die hier zugehörigen Persönlichkeiten haben es schwer, sich in ihren Gedanken und Taten von ihren alten Mustern zu lösen. Dies liegt in der Angst vor dem Wandel begründet, die sie plagt, denn sie fühlen sich schnell von einem drohenden Neuanfang überfordert. Das kann zum Beispiel bei einem Wechsel des Jobs, einer Schwangerschaft, in den Wechseljahren einer Frau oder bei einem neuen Partner der Fall sein. Dann büßen sie Selbstbewusstsein und Selbstvertrauen ein, verlieren die Konsequenz in ihrem Handeln und wagen es nicht, aus ihrer altbekannten und sicheren Komfortzone herauszukommen.

Anwendungsbereich der Bachblüte

Die Bachblüte Walnut kann in folgenden Fällen zum Einsatz kommen:

- Es kündigt sich ein beängstigender Neubeginn und ein neuer Lebensabschnitt an.
- Es müssen wichtige Entscheidungen getroffen werden.
- Man zögert, endlich den letzten Schritt zu tun.
- Man neigt zum Festhalten am Alten und kann deswegen das Neue noch nicht zulassen.
- Es entsteht Furcht vor dem Abschied.

Die Wirkung der Bachblüte - das positive Potential

Die Bachblüte Walnut schafft den entscheidenden Durchbruch, wenn es um einen Neubeginn geht. Sie initiiert den letzten Schritt aus dem Alten heraus und den ersten Schritt im neuen Lebensabschnitt. In seiner positiven Ausprägung ist der Walnut-Typ bereit, mutig Veränderungen zu wagen, weshalb diese Essenz besonders gut in Übergangsphasen, Situationen des Wandels und bei einer Neuausrichtung im Leben zum Einsatz kommen kann.

Die Bachblüte Walnut bewirkt zudem, dass sich der Anwender besser von den Meinungen seiner Mitmenschen distanzieren kann, sodass diese ihn weniger zu Dingen verleiten, die seinem Seelenplan nicht dienlich sind. Der Betroffene lernt so, sich besser vor äußeren Einflüssen schützen zu können und selbstsicherer seinen eigenen Weg zu gehen. Er bleibt sich selbst treu und kann, wenn nötig, neue Verhaltens- und Gedankenmuster entwickeln, insofern diese ihm bei der Erreichung seiner Ziele behilflich sind.

Nr. 34 Water Violet: Die Kommunikations- und Isolations-Blüte

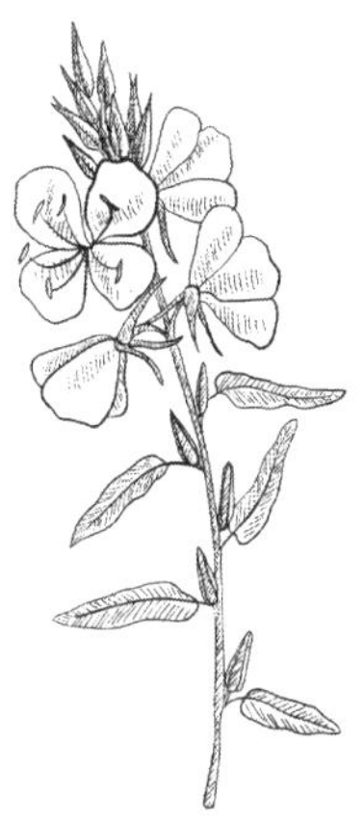

Deutsche Bezeichnung	**Sumpfwasserfeder, Wasserprimel**
Lateinische Bezeichnung	Hottonia palustris
Herstellungsverfahren	Sonnenmethode
Blütezeit	Mai bis Juni
Positives Potential	Offene Kommunikation, Kontaktfähigkeit und Offenheit
Negatives Potential	Reservierte Überlegenheit, Unnahbarkeit, Isolation und Einsamkeit
Kurzbeschreibung	Temporäre innere Reserviertheit; durch eine durch Stolz motivierte Zurückhaltung und ein Gefühl von Überlegenheit entsteht eine Isolation zum Umfeld.
Grundgefühl	„Ich bin distanziert von allen anderen."
Typische Aussage	„Ich bin mir selbst genug."

Das negative Potential der Bachblüte

Menschen, die das negative Potential der Bachblüte Water Violet verkörpern, weisen einen inneren Konflikt bezüglich der Nähe und Distanz zu ihrem sozialen Umfeld auf. Andere werden grundsätzlich auf Abstand gehalten, denn sie glauben, die Dinge mit sich selbst regeln zu können und zu müssen. Unabhängigkeit ist ihr Lebensmotto. Kein Wunder, dass diese Menschen auf ihre Umwelt teilweise ungewollt unnahbar wirken, wodurch andere gehemmt werden, auf sie zuzugehen. Einsamkeit ist dem Water-Violet-Typ definitiv ein Begriff. Er leidet unter der Distanz zu seinen Mitmenschen und kann nicht verstehen, warum diese ihn missverstehen. Er möchte nicht ständig außen vor gelassen werden, dabei hat er noch nicht erkennen können, dass er selbst diesen Umstand hervorruft. Da er einen Wunsch nach Ruhe hegt und sich aus anderen Leben so sehr heraushält, was er im Gegenzug auch von seinen Mitmenschen erwartet, interpretiert sein Umfeld sein Verhalten so, dass der Betroffene nichts mit anderen zu tun haben möchte. Dies wiederum fördert die Neigung zur Zurückgezogenheit und Eigenbrötelei des Water-Violet-Typs nur noch mehr, weshalb er häufig als Einzelgänger bezeichnet wird.

Diesem Menschen fehlt in der negativen Ausprägung die Fähigkeit, mit seinen Mitmenschen richtig umzugehen und zu kommunizieren. Ihm fehlen die sozialen Erfahrungen oder er hat schlechte Erfahrungen durchleben müssen, die ihn daran hindern, sich zu ändern, obwohl er das wirklich möchte.

Hinter der augenscheinlichen Arroganz, dem Stolz und der Überheblichkeit verbirgt sich ein liebevoller Charakter, den man entdecken kann, wenn man den Water-Violet-Persönlichkeits-Typ näher kennenlernt. Liegt eine negative Ausprägung von diesem vor, hat er Schwierigkeiten damit, Gefühle zu zeigen, weshalb er häufig gehemmt, reserviert und schüchtern wirkt. Er spricht seine Probleme nicht vor anderen an, wobei es seine Angst und seine Unsicherheit sind, die bewirken, dass er sich durch Abgrenzung schützen möchte. Damit möchte er sich unbewusst seine Freiheit bewahren.

Häufig geht das negative Potential der Bachblüte Water Violet mit körperlichen Problemen wie Muskelverspannungen, Frieren, Durchblutungsstörungen, Kopfschmerzen, Verstopfungen, Hautproblemen, Rückenbeschwerden oder Nierenproblemen einher.

Anwendungsbereich der Bachblüte

Die Bachblüte Water Violet kann in folgenden Fällen zum Einsatz kommen:

- Man wirkt auf Mitmenschen unnahbar, distanziert, überheblich und eingebildet.
- Man glaubt, anderen überlegen zu sein.
- Das aufrechte Schreiten durchs Leben zeugt von Würde und Stolz.
- Man glaubt, alles mit sich selbst ausmachen zu müssen.

Die Wirkung der Bachblüte – das positive Potential

Die Essenz Water Violet kann bei Menschen zum Einsatz kommen, die ihre Kommunikationsfähigkeit verbessern möchten, indem sie zum Beispiel lernen, sich anderen gegenüber zu öffnen und Gefühle zu zeigen. Auch bei Problemen mit dem Zulassen körperlicher Nähe hilft diese Bachblüte weiter.

Water Violet beschreibt in ihrem positiven Potential Persönlichkeiten, die aufgeschlossen sind und sich in eine Gruppe integrieren können, wobei sie sich mit den anderen Menschen als gleichwertig und gleichberechtigt betrachten. Wenn sie es wünschen, können sie andere näher an sich heranlassen, wobei sie jedoch in der Lage sind, ihre Unabhängigkeit und Freiheit beizubehalten. So harmonisiert Water Violet Probleme, die sich auf Nähe und Distanz in zwischenmenschlichen Beziehungen beziehen.

Nr. 35 White Chestnut: Die Gedanken-Blüte

Deutsche Bezeichnung	**Gewöhnliche Rosskastanie, Weiße Rosskastanie**
Lateinische Bezeichnung	Aesculus hippocastanum
Herstellungsverfahren	Sonnenmethode
Blütezeit	Mai bis Juni
Positives Potential	Geistige Klarheit, innere Ruhe und Konzentration
Negatives Potential	Geistige Überaktivität, Grübeln und zwanghafte mentale Dialoge
Kurzbeschreibung	Spezifische Gedanken kreisen unaufhörlich im Geist, ohne sie loszuwerden, wodurch Selbstgespräche und innere Dialoge entstehen.
Grundgefühl	„Ich kann dieses Gedankenkarussell nicht abstellen."
Typische Aussage	„Meine Gedanken kreisen unaufhörlich um dieses Thema."

Das negative Potential der Bachblüte

Eine geistige Überaktivität stellt das Hauptthema der Bachblüte White Chestnut dar, sollte das negative Potential ausgelebt werden. Der Betroffene kann einfach nicht herunterfahren, weil er – gewollt oder ungewollt - die Kontrolle über seine innere mentale Welt verloren hat. Er kann das Denken nicht zum Stillstand bringen, nicht einmal während der Ruhephasen des Tages. So ist es nicht verwunderlich, dass diese Menschen mit Schlafstörungen, Konzentrationsschwächen und nervlicher Überreizung zu kämpfen haben. Auch Zähneknirschen, Verspannungen und Kopfschmerzen sind häufig bei ihnen anzutreffen. All dies sind mögliche körperliche Beschwerden, die einen waschechten Grübler aufdecken, der schon auf eine zwanghafte Weise Probleme wieder und wieder durchwälzt, ohne dabei jedoch zu einer Lösung zu finden. Ein spezifisches Thema wird wiederholt, als säße der Betroffene in einem Karussell und drehe sich nur im Kreis. Er glaubt, dass er seine Konflikte ausschließlich über die Ebene des Verstandes lösen könnte, hat aber noch nicht bemerkt, dass gewisse Dinge über diesen Weg einfach nicht gelöst werden können. Deshalb hat er sich dieses negative Potential der Bachblüte White Chestnut in gewisser Hinsicht selbst manifestiert.

Der Inhalt der zwanghaften mentalen Dialoge dreht sich in erster Linie entweder um die Vergangenheit oder die Zukunft. Längst vergangene Geschehnisse kann er nur schwer loslassen, wenn der White-Chestnut-Typ diese gedanklich immer wieder hervorruft, weil er sie verstehen will oder noch nicht wahrhaben kann. Er verstrickt sich selbst in Was-wäre-wenn-Szenarien, die jedoch wenig Sinn ergeben, weil vergangene Dinge nun einmal nicht ungeschehen gemacht oder verändert werden können. Auch bezüglich der Zukunft findet der Betroffene schier unendliche Probleme, die er gedanklich immer wieder durchlaufen kann. Dabei verliert er jedoch schnell den Bezug zur Realität, die im Hier und Jetzt geschieht. Ist er nicht bereit dazu, seine persönlichen Herausforderungen anzunehmen und anzugehen, oder versucht er, seinem Schicksal aus dem Weg zu gehen, neigt er dazu, die Gegenwart aus den Augen zu verlieren. Dem liegt die fehlende Bereitschaft zugrunde, sich mit der Realität auseinanderzusetzen. Stattdessen lenkt er sich mit gedanklichen Karussellfahrten ab, die in der Regel zu nichts führen.

In manchen Situationen empfindet der Betroffene, der ein negatives Potential der Bachblüte White Chestnut auslebt, seine Gedanken als von außen gesteuert. Er fürchtet, die Kontrolle über sie zu verlieren, weil sie sich scheinbar verselbstständigt haben. Sie bleiben jedoch nur einfache mentale Konstrukte, solange der Betroffene ihnen keine Macht über sein Leben gibt.

Anwendungsbereich der Bachblüte

Die Bachblüte White Chestnut kann in folgenden Fällen zum Einsatz kommen:

- Bestimmte Gedanken kreisen unaufhörlich und können nicht abgeschaltet werden.
- Innere Dialoge drehen sich stets um ein und dasselbe Thema.
- Mentale Selbstgespräche werden als plagend und zwanghaft wahrgenommen.
- Man kann sich nicht entspannen, weil Probleme wieder und wieder durchdacht werden müssen.
- Man fühlt sich in seinen eigenen Gedanken verstrickt.

Die Wirkung der Bachblüte – das positive Potential

Die Verarbeitung ungewollter und wiederkehrender Gedanken kann durch die Bachblütenessenz White Chestnut begünstigt werden. Sie bewirkt, dass sich negative und qualvolle mentale Bilder sanft auflösen dürfen, sodass die Karussellfahrt endlich ein Ende findet. Kehrt vollständige geistige Stille ein, so ist es dem Anwender möglich, endlich die innere Stimme seiner Intuition wahrzunehmen, wodurch ihm das gelingt, was er zuvor über das exzessive Denken zu erreichen versucht hat: Er erhält hilfreiche Antworten auf seine Fragen. Das positive Potential der Bachblüte White Chestnut beschreibt eine Persönlichkeit, die in ihrer geistigen Aktivität ausgeglichen ist, aber eine starke Verbindung zu ihrem höheren Ich besitzt. Ihre innere Weisheit tritt in Form von Eingebungen zum Vorschein und lenkt somit den Menschen auf seinem Lebensweg zur Erfüllung seiner Seelenaufgabe. Mit klarem Geist und innerer Ruhe findet er mit Leichtigkeit zur Konzentration, auch ohne seine Gedanken mit Gewalt verdrängen zu müssen.

Nr. 36 Wild Oat: Die Berufungs- und Seelenbestimmungs-Blüte

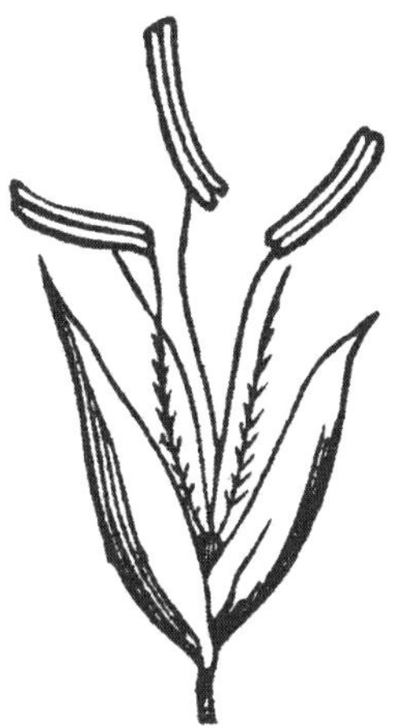

Deutsche Bezeichnung	**Wildhafer, Hafergras, Wald-Trespe**
Lateinische Bezeichnung	Bromus ramosus
Herstellungsverfahren	Sonnenmethode
Blütezeit	Juli bis August
Positives Potential	Zielorientierung, Bewusstheit und Klarheit bezüglich der persönlichen Berufung
Negatives Potential	Ziellosigkeit und Richtungslosigkeit im Leben, Suche nach dem richtigen Weg
Kurzbeschreibung	Die eigenen Ambitionen finden kein konkretes Ziel und es herrscht Unzufriedenheit darüber, dass man seine persönliche Seelenaufgabe nicht finden kann.
Grundgefühl	„Ich kann meine Berufung nicht finden."
Typische Aussage	„Ich weiß einfach nicht, in welche Richtung mein Leben verlaufen soll."

Das negative Potential der Bachblüte

Die Berufung und die Lebensaufgabe eines Menschen stehen ganz im Zentrum der Bachblüte Wild Oat. In ihrer negativen Ausprägung weiß der Betroffene noch nichts von dem Sinn seines Lebens und kann dementsprechend noch nicht benennen, was er eigentlich will. Damit gehen Gefühle wie Enttäuschung und Frustration, aber vor allem Unerfülltheit einher. Er spürt innerlich, dass das noch nicht alles sein kann und dass ihm etwas Wichtiges in seinem Leben fehlt. Trotz seiner zahlreichen Begabungen und Talente kann er noch nicht benennen, wie er sein Potential ausleben kann. Seine Fähigkeiten kommen ihm ohnehin als nichts Besonderes vor und unter Umständen nutzt er diese nicht einmal. Dadurch erschwert er sich selbst den Weg zu seiner Lebensaufgabe, denn es sind die Begabungen eines Menschen, die ihm die Hinweise liefern, warum und wofür er hier auf der Erde ist. Sie müssen genutzt, verbessert und weiterentwickelt werden, damit er zur Befriedigung und Erfüllung auf Seelenebene findet. Viele Betroffene, die das negative Potential der Bachblüte Wild Oat repräsentieren, glauben, nichts Geringeres als etwas Grandioses zustande bringen zu müssen, um glücklich werden zu können. Das veranlasst sie, auf ihrer Suche nach der Erfüllung viele Projekte zu beginnen, aber diese nach der ernüchternden Erkenntnis, dass nicht das Richtige dabei war, frühzeitig wieder fallenzulassen. Sie haben sprichwörtlich „viele Eisen im Feuer", jedoch ohne sich daran wirklich zu erfreuen. Ihre gesamten Denk- und Verhaltensweisen sind von der ewigen Suche geprägt. Rastlos versuchen sie, das Gefühl von Sinnlosigkeit durch diverses Ausprobieren neuer Dinge zu verdrängen. Herausforderungen und Schwierigkeiten vermögen den Wild-Oat-Typ abzuschrecken. Wenn ihm seine neue Aufgabe einmal nicht mehr so einfach von der Hand geht, widmet er sich lieber anderen Dingen. Gleichzeitig neigt er dazu, schnell das Interesse zu verlieren, wenn etwas zu leicht ist oder sich eine Routine entwickelt hat. All seine inneren Konflikte liegen dem Fehlen eines klaren Ziels zugrunde. Die Richtungslosigkeit im Leben verdirbt ihm scheinbar jede Tätigkeit, der er nachgeht. Dieses negative Grundgefühl kann sich auch auf der körperlichen Ebene in Form von Beschwerden zeigen, darunter zum Beispiel nervliche Erschöpfung, chronische Müdigkeit, Blasenbeschwerden, Infektanfälligkeit und sogar Krebs.

Hier liegt ein mangelhafter Zugang zur persönlichen Intuition vor. Ist die Verbindung zur Seele gestört und wird die innere Stimme bei den Entscheidungen des Lebens nicht berücksichtigt, kann der Betroffene seine Bestimmung nicht finden. Seine innere Weisheit ist wie ein Wegweiser, der ihm die richtige Richtung weist, doch ohne sein höheres Selbst irrt er lediglich in der Sinnlosigkeit herum und weiß nicht, wo hinten und vorn ist. Ihm fehlen die Entschiedenheit, Konsequenz und Klarheit, die mit einem konkreten Ziel einhergehen würden, gesetzt den Fall, er hätte eines.

Anwendungsbereich der Bachblüte

Die Bachblüte Wild Oat kann in folgenden Fällen zum Einsatz kommen:

- Die eigene Berufung konnte noch nicht entdeckt werden.
- Es konnte noch nicht der Platz im Leben gefunden werden.
- Es macht sich das Gefühl breit, das Leben gleite an einem vorbei und man hätte noch nicht seinen Sinn gefunden.

Die Wirkung der Bachblüte – das positive Potential

Die Bachblütenessenz Wild Oat findet ihren Einsatz im Prozess der Selbstfindung. Der Anwender erhält geistige Klarheit darüber, was er will und braucht, um glücklich zu sein und sich erfüllt zu fühlen. Die Bachblüte öffnet das Herz und den Verstand für die Weisheit der inneren Stimme, die als Einzige den Ausweg aus der Sinnlosigkeit und der Orientierungslosigkeit im Leben kennt. Menschen, die das positive Potential der Bachblüte Wild Oat verkörpern, können den Anweisungen ihres höheren Ichs folgen und nutzen diese als Wegweiser in ihrem Leben. So sind sie in der Lage, ihrem Lebensziel mit jeder einzelnen Entscheidung, die sie treffen, einen Schritt näher zu kommen, weil sie dieses ganz genau vor den Augen haben. Dazu gehören auch das Nutzen und Trainieren der mitgegebenen Talente und Begabungen, denn nur, wenn diese zum Einsatz kommen, kann sich die Persönlichkeit selbst verwirklichen.

Nr. 37 Wild Rose: Die Resignations- und Lebenslust-Blüte

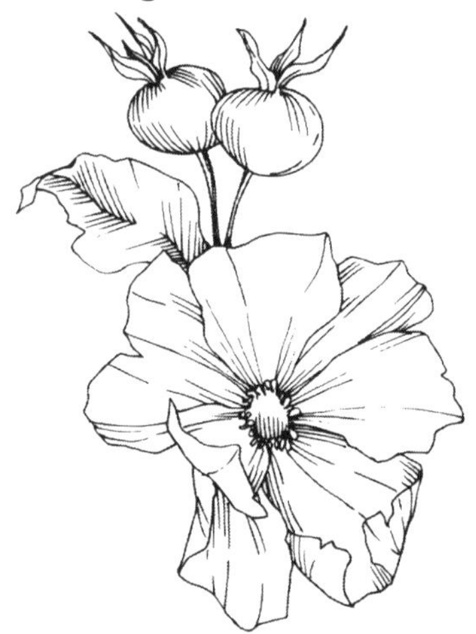

Deutsche Bezeichnung	Heckenrose, Hundsrose
Lateinische Bezeichnung	Rosa canina
Herstellungsverfahren	Kochmethode
Blütezeit	Juni bis Juli
Positives Potential	Lebenslust, Hingabe, aktive Selbstmotivation
Negatives Potential	Apathie, Phlegma und Resignation
Kurzbeschreibung	Teilnahmslosigkeit und Apathie führen zur inneren Kapitulation und Resignation.
Grundgefühl	„Ich gebe auf."
Typische Aussage	„Ich lass es gleich bleiben, weil es ja eh keinen Zweck hat."

Das negative Potential der Bachblüte

Menschen, die das negative Potential der Bachblüte Wild Rose ausleben, leiden unter einer Antriebs- und Teilnahmslosigkeit, die sich bis hin zur Apathie ausweiten können. Das zeugt von einer inneren Resignation dem Leben gegenüber, denn sie schaffen es einfach nicht, sich zu irgendwelchen Aktivitäten durchzuringen. Sie verlieren das Interesse und nehmen nicht mehr aktiv am Leben teil. Aufgrund einer beruflichen Misslage, einer chronischen Krankheit oder eines allgemein unerfüllten Lebens haben die Betroffenen mit ihrem Wunsch, dass es auch anders – besser – sein könnte, abgeschlossen. Aus diesem Grund beginnen sie, zu resignieren. Sie glauben nicht, dass sich die Situation irgendwann verändern wird, weshalb sie ihrer Hoffnungslosigkeit erlegen scheinen. Dies führt jedoch dazu, dass der Betroffene jede Initiative im Keim erstickt und keinerlei Anstrengungen mehr unternimmt. Er lebt einfach vor sich hin, während er in seinem eigenen Leid badet und auf gar nichts mehr Lust hat, was meist auch in einem ausdruckslosen und spannungslosen Auftreten sowie in einer monotonen Stimmlage deutlich wird. Bei all dieser Gleichgültigkeit ist es nicht verwunderlich, dass die psychische Unzufriedenheit des Betroffenen auch auf körperlicher Ebene Konsequenzen trägt: Stoffwechselstörungen, darunter Fettsucht, Antriebsschwäche, Schlaflosigkeit, Steifheits- sowie Taubheitsgefühle, Wassereinlagerungen, Nierenprobleme, niedriger Blutdruck und Depressionen gehören zu den potentiell möglichen Erkrankungen, die mit der Bachblüte Wild Rose in Verbindung stehen.

Sich resignierend dem Schicksal hinzugeben, geht mit dem Verlust des Zugangs zur inneren Stimme einher. Selbst die Wahrnehmung von Empfindungen wie Gefühlen und Emotionen ist so weit gestört, dass sich der Betroffene nicht mehr selbst richtig spüren kann. Verzweiflung, Verbitterung und Wut machen sich breit. Die Möglichkeit zum Glück hat er meist unbewusst aus seinem Leben ausgeklammert, sodass er jeden Ehrgeiz und jedes Streben zur Zielerreichung aufgegeben hat. Gleichgültigkeit hat sich wie eine schwere, dunkle und lähmende Decke über das Leben gelegt. Auch die Lebensfreude kann darunter nicht überleben.

Anwendungsbereich der Bachblüte

Die Bachblüte Wild Rose kann in folgenden Fällen zum Einsatz kommen:

- Es kann keine Motivation für irgendetwas aufgebracht werden.
- Man steckt in einer festgefahrenen Situation.
- Es zeigt sich Teilnahmslosigkeit, weil sich Resignation und Kapitulation eingestellt haben.
- Es wird nur noch vor sich hin vegetiert.
- Es werden keinerlei Anstrengungen mehr unternommen, um eine Verbesserung der Situation herbeizuführen.

Die Wirkung der Bachblüte – das positive Potential

Beeinflussen Lustlosigkeit, fehlende Beteiligungsbereitschaft, mangelndes Interesse, Resignation und Apathie das Leben negativ, so ist die Bachblüte Wild Rose die Essenz der Wahl. Sie kitzelt die restlichen Funken von Lebensfreude aus dem Anwender heraus, schenkt ihm Hoffnung auf Besserung und erweckt damit das Interesse zum Leben wieder. Menschen, die innerlich aufgegeben haben, sind bestens mit der Einnahme von Wild Rose beraten, da diese nun sanft daran erinnert werden, dass sie selbst Freude und Veränderung in ihrem Leben bewirken können. Kein Streben ist umsonst – das ist der Persönlichkeit, die das positive Potential dieser Bachblüte auslebt, bewusst. Sie ergreift die Chancen und Möglichkeiten, die sich ihr bieten, weil sie hohe Ambitionen hegt und fest an das Erreichen ihrer Ziele glaubt. Sie findet regelrecht Freude daran, sich den Herausforderungen des Lebens zu stellen und durch ihr Einschreiten Lösungen dafür zu finden.

Nr. 38 Willow: Die Selbstmitleids- und Schicksals-Blüte

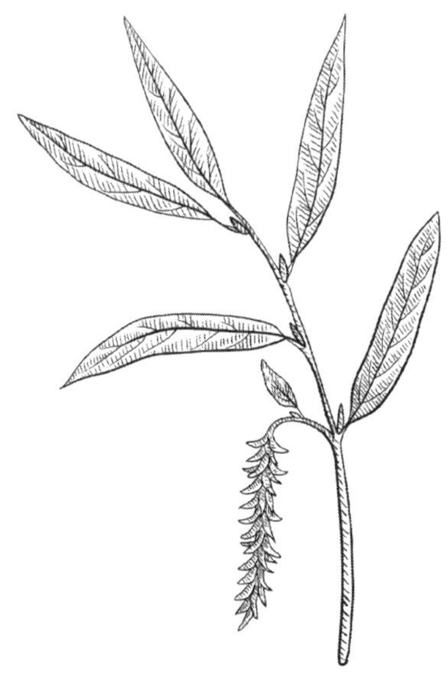

Deutsche Bezeichnung	**Weide**
Lateinische Bezeichnung	Salix alba subsp. vitellina
Herstellungsverfahren	Kochmethode
Blütezeit	April bis Mai
Positives Potential	Frieden, Annahme und Eigenverantwortung
Negatives Potential	Selbstmitleid sowie Verbitterung und Groll über das Schicksal
Kurzbeschreibung	Es herrschen innerer Groll und Verbitterung aufgrund der Enttäuschung vom Leben.
Grundgefühl	„Andere sind schuld an meinen Problemen."
Typische Aussage	„Warum müssen nur immer alle gegen mich sein?"

Das negative Potential der Bachblüte

Persönlichkeiten, die das negative Potential der Bachblüte Willow verkörpern, haben mit Enttäuschung und Bitterkeit zu kämpfen. Sie betrachten sich selbst als Opfer des Lebens, das sie vollkommen unfair zu behandeln scheint. Doch auch die Mitmenschen werden gut und gerne einmal als diejenigen beschimpft, die Schuld am eigenen Unglück haben. Diese Menschen drohen, im eigenen Selbstmitleid zu versinken, wodurch sie sich jedoch selbst in die Machtlosigkeit und Hilflosigkeit katapultieren.

Statt selbst sein Glück zu manifestieren und sein Leben aktiv zu gestalten, hadern sie mit ihren Problemen und glauben, ihrem Schicksal erlegen zu sein.

Ein Mensch mit der Tendenz zur Bachblüte Willow verlangt von seinem sozialen Umfeld, sein Leid zu erkennen und ihn dafür ebenfalls zu bemitleiden. Er fordert Unterstützung und Entgegenkommen, weil ihm das Nehmen einfach leichter fällt als das Geben. Ohnehin musste er seiner Meinung nach bereits so viel „opfern", dass es Zeit wird, dass er sich beschenken lässt – schließlich ist das nur gerecht. Er glaubt, er hätte einfach etwas Besseres verdient als das, was sich ihm gerade präsentiert. Kein Wunder, dass er bei dieser Einstellung in Verbitterung und Groll verfällt. Seinen Frust lässt er leider an seinem sozialen Umfeld durch undankbares, beleidigtes und liebloses Verhalten aus.

Im Leben des Willow-Typs gibt es nicht nur Schlechtes, doch dieser hat sich meist unbewusst dazu entschieden, nur das Negative wahrzunehmen. Die Schönheit und Liebe um ihn herum blendet er demnach aus, insbesondere, wenn diese etwas mit seinem eigenen Leben zu tun haben. Bei anderen Menschen kann er hingegen das Gute durchaus sehen. Dies veranlasst ihn jedoch dazu, noch mehr Groll gegenüber diesen zu empfinden, weil es seinen Mitmenschen besser zu gehen scheint als ihm selbst. Er jammert und klagt darüber, wie schlecht es ihm geht. Gleichzeitig kennt er nichts anderes als zu schmollen und zu motzen. Diese Lebenseinstellung geht nicht ohne Folgen an seinem Körper vorbei, denn Beschwerden wie Zähneknirschen, Lungenprobleme, Magenbeschwerden, Rückenschmerzen, Hautbeschwerden sowie Dünndarm- oder Dickdarmentzündungen sind bei der Willow-Persönlichkeit in ihrer negativen Ausprägung nicht unüblich.

Anwendungsbereich der Bachblüte

Die Bachblüte Willow kann in folgenden Fällen zum Einsatz kommen:

- Man übernimmt keine Verantwortung für Probleme und das eigene Leben und sieht die Schuld in anderen Menschen.
- Man sieht sich als das Opfer des Schicksals.
- Man fordert, aber hadert auch mit dem Schicksal.
- Es zeigt sich Enttäuschung über das Leben.
- Destruktive Gedanken, Hilflosigkeit, Groll und das Gefühl, unfair behandelt zu werden, erschweren das Leben.
- Man kann nur schwer Danke sagen und nimmt anderen ihre gute Stimmung und ihr Glück übel.

Die Wirkung der Bachblüte – das positive Potential

Geht das Gefühl von Benachteiligung mit dem Gefühl der hilflosen Auslieferung in einer bestimmten Situation oder mit einer Opfermentalität und Verbitterung einher, so kann die Einnahme der Essenz Willow Abhilfe leisten. Diese Bachblüte erinnert den Anwender daran, dass er selbst für seine Stimmungslage verantwortlich ist und dass es seine Reaktionen auf die Gegebenheiten sind, die bestimmen, wie er sich fühlt. Damit erkennt er nach und nach, dass er sein Schicksal selbst in der Hand hat und deshalb niemandes Opfer sein kann.

Menschen, die das positive Potential der Bachblüte Willow ausleben, haben das Selbstmitleid durch eine optimistische Lebenseinstellung ersetzt. Sie können die Dinge, die ihnen widerfahren, besser annehmen und machen das Beste daraus. Statt gewisse Dinge als selbstverständlich anzusehen, können sie in Dankbarkeit die Geschenke des Lebens entgegennehmen. Sie haben den Schöpfer in sich entdeckt und nutzen ihn, um ihr Leben so zu gestalten, dass sie Glück und Zufriedenheit erfahren.

Rescue: Die Bachblütenmischung für den Notfall

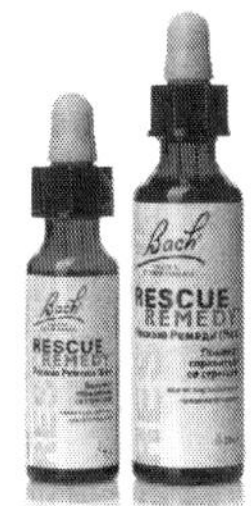

Die Rescue-Bachblüten stellen eine Mischung aus insgesamt 5 der Bachblüten dar, die zusammengestellt wurden, um dem Anwender in akuten Notfällen zu unterstützen. Da sie mit Abstand am häufigsten von dem gesamten Bachblüten-Repertoire angewendet wird, findet man sie nicht selten als die 39. Bachblüte gelistet.

Der Inhalt der Rescue-Mischung

- **Star of Bethlehem:** hilft bei akuten Schockzuständen
- **Rock Rose:** mindert Panik, Angst und Schrecken
- **Clematis:** wirkt geistiger Abwesenheit und Gefühlslosigkeit entgegen
- **Impatiens:** vermindert Unruhe
- **Cherry Plum:** unterstützt bei schwer zu kontrollierbaren Gefühlen

Anwendungsbereich der Rescue-Mischung

Die Bachblütenmischung kann in folgenden Fällen zum Einsatz kommen:

- in Notfallsituationen
- bei traumatischen und schockierenden Ereignissen
- bei Unfällen
- bei Trennung
- bei Verlusten
- während Prüfungen
- in Streitfällen
- in angstauslösenden Situationen
- bei besonders wichtigen Gesprächen

Die Wirkung der Rescue-Mischung

Die Rescue-Bachblütenmischung kann in jeder Situation Anwendung finden, die als belastend, stressig, schockierend, überfordernd, furchterregend oder bedrohlich wahrgenommen wird. Sie stellt die Balance auf energetischer Ebene wieder her, sodass die Seele in Notfallsituationen beruhigt und besänftigt wird.

III Die Grundlagen der Anwendung

Die Auswahl der richtigen Bachblüten

Diagnose durch die Beurteilung der Gemütslage

Wie bei jeder anderen Therapieform auch, ist es notwendig, dass eine Diagnose des Patienten gestellt wird, um so die richtige Auswahl der benötigten Bachblüten treffen zu können. Was die Bachblütentherapie von anderen Behandlungsmethoden unterscheidet, ist, dass sie nicht die vorhandenen körperlichen Beschwerden oder die Erkrankung analysiert, sondern diese sogar außen vor lässt. Gemäß dem Begründer Dr. Edward Bach ist weder der Name der Krankheit noch eine besondere medizinische Kenntnis vonnöten, um eine solche Diagnose stellen zu können. Er war der Meinung, dass nicht die Beschwerden an sich entscheidend sind, sondern die Art und Weise, wie der Betroffene auf diese reagiert und mit ihnen umgeht. Dr. Edward Bach bezeichnete die Stimmungslage als den empfindlichsten Bestandteil des Menschen, weshalb sie so zuverlässig Rückschlüsse auf die erforderlichen Heilmittel geben kann. Er war damit stets auf der Suche nach der Grundursache für das Problem und schenkte den Symptomen keinerlei Bedeutung – ein völlig anderer Ansatz, als wir ihn heutzutage aus der klassischen allopathischen Medizin kennen. Deshalb behandelte er mit den Bachblüten nie körperliche Leiden, sondern stets die geistigen und seelischen. Dass sich dadurch auch physische Beschwerden reduzieren können, ist eher ein wünschenswertes Nebenprodukt der Therapie.

Laut seinen persönlichen Erfahrungen und den Erkenntnissen, die er daraus gewinnen konnte, sind es schlechte Laune, negative Verhaltensmuster und erschwerende Charakterzüge, die im Wesentlichen körperliche Beschwerden verursachen. Die aufgezählten Punkte weisen auf eine psychische Disharmonie oder gar Störung hin, die sich, sollte sie über einen längeren Zeitraum hinweg nicht verbessert werden, in Form von körperlichen Ausprägungen zeigen. Verkrampfungen, chronische sowie funktionelle Beeinträchtigungen bis hin zur Degeneration des Organismus sind die Folgen einer negativen Stimmungslage und Persönlichkeitsausprägung, welche wir allgemein als Krankheit bezeichnen. Die für die Auswahl der Bachblütenessenzen benötigten Informationen können demnach aus dem aktuellen Gemütszustand und dem individuellen Charakter des Patienten gewonnen werden.

Die Diagnose verfolgt das Ziel, die vorhandenen psychischen Disharmonien im Patienten zu erkennen, die für seine Beschwerden verantwortlich gemacht werden können. Dabei werden jene persönlichen Eigenschaften ergründet, die sich negativ auf den Gesundheitszustand auswirken. Dies ist nicht immer ganz einfach, kann jedoch mit Hilfe einiger Techniken, die wir uns im Folgenden anschauen wollen, sogar vom Betroffenen selbst durchgeführt werden. Nichtsdestotrotz empfiehlt es sich in manchen Fällen, einen externen Berater aufzusuchen, der sich eingehend mit der Thematik der Bachblütentherapie auseinandergesetzt hat, da dieser den Charakter des Betroffenen objektiver einschätzen kann. Innerhalb eines Gespräches ermittelt der Berater eine hilfreiche Kombination aus Bachblütenessenzen, indem er durch konkrete Fragen und Nachfragen auf den Patienten und seine Problematik eingeht. Der Vorteil in einer persönlichen Konsultation liegt darin, dass der Berater als unbeteiligter Betrachter auf die Lebenssituation des Patienten blicken kann und die Wahrscheinlichkeit geringer ist, dass ihm durch mögliche emotionale Verstrickungen wichtige Informationen entgehen. Sie kennen es bestimmt selbst: Für die eigenen Probleme ist man gerne einmal besonders blind.

Entscheiden Sie sich für die Selbstdiagnose und Behandlung in Eigenverantwortung, müssen Sie sich selbst kritisch betrachten können. Stellen Sie sicher, dass Sie offen und bereit für die Erkenntnisse über Ihre Persönlichkeit sind, auf die Sie während der Diagnose stoßen werden. Zur Unterstützung könnten Sie zudem die Ihnen nahestehenden Menschen wie Familie, Freunde oder Bekannte nach deren Einschätzung befragen. Die erhaltenen Aussagen müssen Sie jedoch ebenfalls differenziert betrachten können, um zu bestimmen, ob sie ehrlich gemeint sind und der Wahrheit entsprechen, unabhängig davon, ob sie Ihnen schmeicheln oder sie auf einen negativen Umstand Ihres Charakters hinweisen. Nur, wenn Sie mit sich selbst ehrlich sein können, können sie auch authentische Ergebnisse erzielen, die Sie auf Ihrem Weg weiterbringen.

Die Rolle der Intuition

Dr. Edward Bach war selbst intuitiv sehr begabt und konnte aufgrund dieser Fähigkeiten die 38 Pflanzen und deren Wirkungsweisen ausfindig machen. Auch der Anwender der Essenzen wird dazu angeregt, seine „Ahnung" und sein inneres Gespür zu nutzen, um die für ihn notwendigen Arzneimittel zu identifizieren. Die Intuition nimmt die Dinge wahr, die der Mensch mit seinem rationalen Verstand und den körperlichen Sinnen nicht erfassen kann. Es ist das vor unserem Auge Verborgene, welches das in jedem Individuum verankerte innere Gespür aufzudecken vermag. Auch bei dem Versuch des Aufdeckens negativer seelischer und stimmungsbezogener Zustände muss – im Rahmen der Diagnose – die Intuition zum Einsatz kommen, denn nur in den seltensten Fällen zeigen sich diese Disharmonien offensichtlich genug.

Auch wenn jeder Mensch potentiell Zugang zu seinem intuitiven Wissen besitzt, so ist diese Fähigkeit nicht bei jedem gleich stark ausgeprägt. Je öfter man seiner inneren Stimme lauscht und sich von ihr vertrauensvoll im Leben leiten und führen lässt, desto feinfühliger wird man für die Momente, in denen sie etwas zu sagen hat. Dafür muss der Mensch jedoch bereit sein, gewisse Voraussetzungen zu erfüllen. Seine Absicht, zum Beispiel die Bitte um eine gewünschte Information, sollte eindeutig und klar sein, damit die gewünschte Antwort ebenfalls so direkt und unmissverständlich sein kann. Zudem benötigt es eine innere Ruhe mit einem stillen Geist, der nicht durch ein Gedankenkarussell abgelenkt wird, denn es muss auch Platz vorhanden sein, um intuitive Gedanken und Bilder aufnehmen zu können. Genauso muss der Mensch offen für die Botschaft seines höheren Selbst sein und sich dieser hingeben können. Insbesondere dann, wenn sie nicht unbedingt dem entspricht, was er sich vorgestellt hat, braucht es die Bereitschaft, die Wahrheit annehmen zu können. Verstellt er sich innerlich für seine Intuition, weil er befürchtet, etwas zu hören, das er möglicherweise nicht ertragen könnte, kann die innere Stimme nicht zu ihm durchdringen. Sie verlangt also ein Maß an Ehrlichkeit mit sich selbst, denn es kann schnell zur Selbsttäuschung kommen, wenn die Botschaft so ausgelegt wird, dass es „bequem" ist und sie ins derzeitige Weltbild passt. Vertrauen in und Dankbarkeit für das höhere Selbst und die innere Stimme sind letztendlich die entscheidenden Voraussetzungen, denn erst dann kann die eigene Intuition die Führung übernehmen und so den Lebensweg im Einklang mit der Seelenbestimmung weisen.

Die Auswahl der Bachblüten durch intuitives Ziehen der Fläschchen

Diese Technik erfordert, dass Sie alle 38 Bachblütenessenzen zur Verfügung haben. Sollte dies nicht der Fall sein, können sie eine der anderen Methoden, die in den nächsten Unterkapiteln vorgestellt werden, ausprobieren.

So gehen Sie vor

- Legen Sie ein Tuch über alle Bachblütenessenzen, sodass Sie nicht erkennen können, in welchem Fläschchen sich was befindet.
- Schließen Sie für einen kurzen Moment Ihre Augen und kommen Sie geistig zur Ruhe. Atmen Sie mehrfach tief ein und aus und konzentrieren Sie sich nur auf die Luft, die durch Ihre Nase ein- und ausströmt. Wenn Sie sich klar, offen und bereit fühlen, öffnen Sie langsam wieder Ihre Augen. Verbinden Sie sich bewusst mit Ihrem Herzen und dann mit dem Thema, um das es Ihnen geht.
- Schieben Sie eine Hand unter das Tuch und lassen Sie sie über die Fläschchen schweben. Spüren Sie genau in sich hinein. Was können Sie wahrnehmen? Bei welchen Essenzen vernehmen Sie ein Kribbeln in der Hand oder ein ähnliches Gefühl? Nach welchen Fläschchen möchten Sie intuitiv greifen?
- Gehen Sie Ihrem Gefühl nach und nehmen Sie die Essenzen heraus, die in Ihrer Hand eine angenehme Empfindung ausgelöst haben.
- Schlagen Sie die gezogenen Bachblüten nach und entscheiden Sie daraufhin, welche dieser Essenzen Sie einnehmen sollten. Denken Sie jedoch daran, stets ehrlich zu sich zu sein und sich nicht vor den Informationen zu verschließen.

Die Auswahl der Bachblüten durch Blütenkarten

Blütenkarten können Sie sich bei diversen Anbietern, zum Beispiel online, besorgen. Sie machen es besonders leicht, um die eigenen Bachblütenessenzen herauszufinden.

So gehen Sie vor

- Für diese Technik ist ein ruhiger und gesammelter Geist von sehr großer Bedeutung. Schließen Sie deshalb für einen Moment Ihre Augen und kommen Sie geistig zur Ruhe. Atmen Sie mehrfach tief ein und aus und konzentrieren Sie sich nur auf die Luft, die durch Ihre Nase ein- und ausströmt. Wenn Sie sich klar, offen und bereit fühlen, öffnen Sie langsam wieder Ihre Augen.
- Formulieren Sie zunächst ein Thema in Ihrem Leben, für das Sie die Unterstützung durch die Bachblüten benötigen. Das könnte sich zum Beispiel auf die Partnerschaft, die berufliche Situation oder etwas anderes beziehen.
- Breiten Sie die Blütenkarten verdeckt auf einem Tisch aus und ziehen Sie langsam, bewusst und nacheinander so viele Exemplare, wie es sich für Sie richtig anfühlt. In der Regel sind dies zwischen 1 und 5 Karten.
- Schlagen Sie die gezogenen Bachblüten nach und entscheiden Sie daraufhin, welche dieser Essenzen Sie einnehmen sollten. Bitte seien Sie auch bei dieser Methode stets ehrlich zu sich und öffnen Sie sich für die Informationen.

Die Auswahl der Bachblüten durch Fragebögen

Sie können anhand der Beantwortung spezieller Fragen erkennen, welche Bachblüten für Sie derzeit am geeignetsten sind. Für diese Technik ist es jedoch besonders wichtig, dass Sie, wie zuvor beschrieben, ehrlich zu und kritisch mit sich selbst sind – ansonsten macht die Beantwortung des Fragebogens aufgrund von Selbsttäuschung wenig Sinn. Sie können die hier gewonnenen Erkenntnisse entweder als Grundlage für die Selbstbehandlung nutzen oder aber einem Bachblüten-Berater vorlegen.Die hier vorgestellten Fragebögen sind von Mechthild Scheffer inspiriert worden.

So gehen Sie vor

- Definieren Sie ein Problem, das Sie beschäftigt und das Sie bearbeiten möchten.
- Füllen Sie nun den **Situationsfragebogen** aus, indem Sie in der mittleren leeren Spalte bei all den Aussagen ein Kreuz setzen, die auf Sie zustimmen.

Kürzel Bachblüte		Ich fühle mich ...
Pi	O	... schuldig. Ich mache mir Vorwürfe.
Cer	O	... verunsichert. Ich verlasse mich sicherheitshalber auf die Meinung anderer, weil ich an meiner eigenen Urteilskraft zweifle.
Hol	O	... misstrauisch und feindselig. Aus gefühlsmäßiger Verletzung bin ich zornig, eifersüchtig und rachsüchtig.
Clem	O	... nicht sonderlich betroffen, weil ich in Gedanken ganz woanders bin.
Crap	O	... angeekelt von mir selbst. Ich bin innerlich und äußerlich schmutzig. Die fehlende Ordnung irritiert mich.
Will	O	... im Stich gelassen und ungerecht behandelt.
Vi	O	... herausgefordert, meinen Willen durchzusetzen, beziehungsweise machtlos und den Tränen nahe.
Waln	O	... unfähig, meine Pläne in die Realität umzusetzen. Ich finde immer wieder Gründe, warum ich es scheinbar nicht tun kann. Ich bin nicht fähig dazu, bereits Angefangenes zu beenden.
Must	O	... schwermütig, traurig und depressiv.
La	O	... unfähig und unterlegen, weil ich mich als Mensch zweiter Klasse fühle.
Oak	O	... erschöpft, aber Aufgeben ist nicht erlaubt. Ich fühle mich verpflichtet und verantwortlich für die Situation.
Mim	O	... ängstlich. Ich fürchte mich und wenn ich nur daran denke, empfinde ich Mutlosigkeit.
Cent	O	... zu sanft und zu gutmütig. Ich kann einfach nicht Nein sagen.
Hon	O	... wehmütig. Ich sehne mich in die Vergangenheit zurück, als alles noch besser war. Ich kann sie nicht loslassen.
Elm	O	... erdrückt von der Herausforderung oder Verantwortung, weil ich bezweifle, es schaffen zu können.
Wrose	O	... resigniert. Ich habe mich damit abgefunden und habe keinerlei Hoffnungen mehr.
Woat	O	... unschlüssig, unklar und unzufrieden.
Imp	O	... ungeduldig. Alles dauert mir zu lange und die anderen Menschen brauchen mir zu lange.
Hea	O	... bedürftig, weil ich mich nach Zuwendung und Anteilnahme sehne.

Agr	O	... nicht wie ich selbst. Ich tue so, als ob alles in Ordnung wäre, dabei mache ich nur gute Miene zum bösen Spiel.
Wavi	O	... überreizt, weil ich in Ruhe gelassen werden will. Meine Mitmenschen halten Distanz.
Chbud	O	... wie in einer Schleife, weil mir gewisse Situationen schon mehrmals passiert sind.
Which	O	... meinen wiederkehrenden Gedanken erlegen, weil ich sie einfach nicht abschalten kann.
Swch	O	... in die Enge getrieben. Ich weiß einfach nicht mehr weiter.
Verv	O	... besessen von einer bestimmten Idee. Ich gebe für sie mindestens 150 %.
Stob	O	... handlungsunfähig. Ich bin zutiefst in Schock.
Scle	O	... hin- und hergerissen, weil ich mich einfach nicht entscheiden kann.
Ol	O	... kraftlos, ausgelaugt und erschöpft. Ich kann körperlich und geistig nicht mehr.
Rwat	O	... zielstrebig, ohne mir je etwas zu gönnen.
Gor	O	... hoffnungslos. Es wird sich doch eh nichts zum Besseren wenden.
Asp	O	... bedroht. Mich überkommen undefinierbare Ängste, die ich nicht greifen kann.
Chi	O	... enttäuscht. Ich habe einfach mehr Interesse, Anerkennung und Dankbarkeit erwartet.
Redch	O	... emotional beteiligt, weil ich mit meinen Mitmenschen mitleide. Ich mache mir große Sorgen um sie.
Gent	O	... entmutigt, skeptisch und pessimistisch, weil mir erst einmal das Negative auffällt.
Chepl	O	... wie ein Pulverfass, das jeden Moment explodieren könnte. Ich muss mich enorm beherrschen.
Bee	O	... sehr kritisch. Überall gibt es etwas zu bemängeln. Oder ich habe rein gar nichts zu beanstanden, weil ich übermäßig tolerant bin und keine eigenen Meinungen habe.
Rrose	O	... kopflos. Da ist nur reine Panik!
Hornb	O	... ausgelaugt. Mein Kopf kann einfach nicht mehr denken.

• Widmen Sie sich nun dem **Charakterfragebogen**.

Kürzel Bachblüte		**Aussage**
Mim	O	Ich habe Angst, dass es zu viel Mühe macht.
La	O	Ich traue es mir einfach nicht zu.
Agr	O	Ich scheue mich vor Konflikten und Diskussionen über Unerfreuliches.
Ol	O	Ich bin körperlich so ausgelaugt, dass ich zu nichts fähig bin.
Asp	O	Mich beschleicht ein ungutes Gefühl, das mich vom Tatendrang abhält.
Bee	O	Ich gestehe mir nicht gern Fehler ein beziehungsweise ich erkenne meinen Selbstwert nicht.
Cent	O	Ich kann einfach nicht Nein sagen. Es fällt mir schwer, meine eigenen Bedürfnisse vor die der anderen zu stellen und sie zu kommunizieren.
Hon	O	Ich kann die Vergangenheit einfach nicht loslassen und vergessen.
Hornb	O	Veränderungen machen mich müde und träge.
Chepl	O	Ich habe Angst, dass ich die Beherrschung und Kontrolle über meine Reaktionen verliere.
Hol	O	Ich bin misstrauisch, aggressiv und eifersüchtig.
Woat	O	Eigentlich will ich die Veränderung gar nicht.
Pi	O	Meine Fehler sind nicht zu verzeihen. Mich plagen stets Selbstvorwürfe.
Stob	O	Zu viel Schlimmes ist passiert, das ich noch nicht verkraften konnte.
Scle	O	Ich weiß nicht, welche Option die beste ist.
Oak	O	Ich fühle mich verpflichtet dazu, so weiterzumachen wie zuvor.
Verv	O	Ich habe Angst davor, andere zu belasten, weil ich mich zu sehr in etwas verbissen habe.
Cer	O	Wie soll ich mich bei meiner Unsicherheit bloß entscheiden können?
Rrose	O	Ich spüre die Panik in mir und befürchte, den Kopf zu verlieren.
Rwat	O	Ich bin enorm ehrgeizig.
Vi	O	Ich fühle mich schnell machtlos, wenn ich nicht der Gewinner bin oder keinen Einfluss habe.

Crap	O	Jedes Detail muss sitzen, sonst fühle ich mich unwohl. Ich habe einen hohen Anspruch an Hygiene und Ästhetik.
Gor	O	Ich wüsste nicht, wie gerade ich etwas verändern könnte.
Hea	O	In erster Linie denke ich an mich selbst. Ich stelle meine Bedürfnisse stets vor jene meiner Mitmenschen.
Clem	O	Ich entfliehe immer wieder in meine Gedankenwelt und träume vor mich hin.
Imp	O	Ich habe zu wenig Geduld.
Redch	O	Mein zu großes Mitgefühl mit meinen Mitmenschen erschwert mir das Leben.
Gent	O	Ich erwarte gar nicht, dass es funktioniert. Wie könnte es auch?
Must	O	Ich fühle mich häufig schwermütig, traurig und innerlich leer.
Wrose	O	Eigentlich ist mir alles egal. Was bringt es schon, etwas verändern zu wollen?
Wavi	O	Es fällt mir schwer, offen auf meine Mitmenschen zuzugehen.
Which	O	Ich kann mich gar nicht konzentrieren, weil mein inneres Gedankenkarussell unaufhörlich um mich herumkreist.
Wal	O	Ich lasse mich bei meinen Vorhaben immer wieder durch andere verunsichern.
Chbud	O	Ich bin zu unaufmerksam und scheine immer wieder auf meine Mitmenschen hereinzufallen.
Elm	O	Ich befürchte plötzlich, es doch nicht zu können.
Chi	O	Ich bin oft von anderen enttäuscht, weil ich einfach zu viel im Voraus erwarte.
Swch	O	Ich überschreite zu oft meine persönlichen Grenzen und kann dann keinen Ausweg mehr finden.
Will	O	Ich fühle mich ungerecht von anderen behandelt. Ich bin das Opfer.

• Zu guter Letzt setzen Sie nun noch ihre Kreuze in die entsprechenden Zeilen der **Checkliste**. Bleiben Sie in Ihrer Antwort spontan und denken Sie nicht zu viel über die Frage nach. Die richtige Antwort ist jene, die Ihnen als Erstes in den Sinn kommt. Kreuzen Sie maximal 6 Punkte an, die am zutreffendsten für Sie sind.

Kürzel Bachblüte		**Was belastet oder quält mich jetzt gerade am meisten?**
Mim	O	Die Angst.
La	O	Der mangelnde Selbstwert und die Minderwertigkeitskomplexe.
Agr	O	Das gedankliche Chaos und die mangelnde Harmonie.
Ol	O	Die körperliche Erschöpfung.
Asp	O	Die unerklärlichen Ängste.
Bee	O	Die Kritiksucht und das Finden von Fehlern bei mir selbst und meinen Mitmenschen.
Cent	O	Dass ich zu jedem und allem immer Ja sage, obwohl ich das eigentlich gar nicht will.
Hon	O	Der Wunsch, zurück in die Vergangenheit zu kehren.
Hornb	O	Die gedankliche Ermüdung und Erschöpfung.
Chepl	O	Die Angst, zu explodieren und die Kontrolle über meine Worte und Taten zu verlieren.
Hol	O	Gefühle wie Wut, Ärger, Neid, Eifersucht und Missgunst.
Woat	O	Das Gefühl von Unschlüssigkeit.
Pi	O	Die Selbstvorwürfe und Schuldgefühle.
Stob	O	Die Gefühle, die durch ein schmerzhaftes Erlebnis in mir hervorgerufen werden.
Scle	O	Das Hin- und Herüberlegen zwischen verschiedenen Optionen.
Oak	O	Die Verpflichtung, durchhalten zu müssen.
Verv	O	Der Eifer, es perfekt machen zu müssen und andere damit zu überzeugen.
Cer	O	Die stetige innere Unsicherheit.
Rrose	O	Die unbezwingbare Panik.
Rwat	O	Der hohe Anspruch an mich selbst und die zwanghafte Selbstdisziplin.
Vi	O	Der Wille, mich stets durchsetzen zu müssen, oder die Unfähigkeit, mich durchsetzen zu können.
Crap	O	Der Ekel vor mir selbst und das Streben nach Perfektion.
Gor	O	Das Gefühl, selbst nichts bewirken zu können.
Hea	O	Das Bedürfnis, dass jemand für mich da ist.
Clem	O	Das ständige Abdriften in geistige Traumwelten und Illusionen.
Imp	O	Die Ungeduld.

Redch	O	Das starke Mitgefühl.
Must	O	Die lähmende innere Dunkelheit, die Traurigkeit und Leere.
Wrose	O	Die Hoffnungslosigkeit.
Wavi	O	Die Tendenz, mich zurückziehen zu wollen.
Which	O	Das Gedankenkarussell.
Wal	O	Die Unfähigkeit, Angefangenes auch beenden zu können.
Chbud	O	Das Gefühl, nicht das Wichtigste begreifen zu können.
Gent	O	Der Pessimismus.
Elm	O	Die plötzliche Überforderung und die Angst, zu versagen.
Chi	O	Der Zwang, sich überall einmischen zu müssen und alles in Besitz nehmen zu wollen.
Swch	O	Die Verzweiflung, die ein bestimmtes Ereignis zurückgelassen hat.
Will	O	Die Verbitterung und die Opfermentalität.

- Übertragen Sie nun Ihre Ergebnisse in die folgende Auswertungstabelle. Tragen Sie dafür die Anzahl der Kreuze ein, die Sie bei den jeweiligen Bachblüten in dem Situationsfragebogen, im Charakterfragebogen und der Checkliste gemacht haben.
- Im Idealfall kristallisieren sich durch die Auswertungstabelle 7 bis 8 Bachblüten heraus.
- Schlagen Sie alle Bachblüten nach, die Sie am häufigsten angekreuzt haben, und entscheiden Sie daraufhin, welche Essenzen Sie einnehmen sollten. Denken Sie jedoch daran, stets ehrlich zu sich zu sein und sich nicht vor den Informationen zu verschließen.

Kürzel	Bachblüte	Situations-fragebogen	Charakter-fragebogen	Checkliste
Agr	Agrimony			
Asp	Aspen			
Bee	Beech			
Cent	Centaury			
Cer	Cerato			
Chepl	Cherry Plum			
Chbud	Chestnut Bud			
Chi	Chicory			
Clem	Clematis			
Crap	Crap Apple			
Elm	Elm			
Gent	Gentian			
Gor	Gorse			
Hea	Heather			
Hol	Holly			
Hon	Honeysuckle			
Hornb	Hornbeam			
Imp	Impatiens			
La	Larch			
Mim	Mimulus			
Must	Mustard			
Oak	Oak			
Ol	Olive			
Pi	Pine			
Redch	Red Chestnut			
Rrose	Rock Rose			
Rwat	Rock Water			
Scle	Scleranthus			
Stob	Star of Bethle-hem			
Swch	Sweet Chestnut			
Verv	Vervaine			
Vi	Vine			
Waln	Walnut			
Wavi	Water Violet			
Which	White Chestnut			
Woat	Wild Oat			
Wrose	Wild Rose			
Will	Willow			

Die Dosierung, Häufigkeit und Dauer der Anwendung

Tropfen, Globuli, Salbe oder als Badezusatz: Welche Art ist die beste?

Die Bachblüten sind in verschiedenen Formen erhältlich. Welche Essenz die für Sie passendste ist, kann nicht pauschal beantwortet werden, da die Art der Anwendung abhängig davon ist, ob das vorliegende Problem akuter oder chronischer Natur ist und ob die Bachblüten innerlich oder äußerlich zum Einsatz kommen sollen.

Tropfen

Die Einnahme von Bachblütenessenzen über Tropfen ist die beliebteste Anwendung. Sie sind bei chronischen und mittelfristigen Problemzuständen am besten zu verwenden.

So gehen Sie vor

- Befüllen Sie eine Flasche mit einem Füllvolumen von etwa 20 bis 30 ml mit 2 Tropfen pro ausgewählter Bachblütenessenz. Sie sollten insgesamt zwischen 1 bis maximal 7 Bachblüten pro Mischung verwenden. Bei mehr als 7 verschiedenen Exemplaren kann es bei gleichzeitiger Anwendung zu Verwirrungen im Organismus kommen.
- Füllen Sie den Rest mit gereinigtem Mineral- oder Quellwasser auf. Da die Anwendungsdauer nur auf wenige Wochen beschränkt ist, brauchen Sie sich keine Sorgen bezüglich der Haltbarkeit machen. Deswegen ist kein Alkohol notwendig.
- Die Einnahme dieser Mischung erfolgt 4-mal pro Tag mit 4 Tropfen unter die Zunge. Behalten Sie die Tropfen für ca. 30 Sekunden dort, damit die Wirkstoffe über die Mundschleimhaut aufgenommen werden und sich so voll entfalten können. In manchen Fällen kann es vorkommen, dass der Anwender am Anfang das Gefühl hat, mehr Tropfen nehmen zu wollen. Sollte das bei Ihnen auch der Fall sein, ist es sinnvoll, wenn Sie Ihrer Intuition folgen. Erfahrungsgemäß lässt dieser Drang zum Ende der Einnahmedauer hin nach.

Achtung: Verwenden Sie für die Einnahme keine Becher, Löffel oder Ähnliches aus Metall. Mit Glas oder Keramik sind Sie hier besser beraten. Dies gilt grundsätzlich für alle Anwendungsformen der Bachblüten.

Die Wasserglasmethode

Diese Methode ist bei akuten Zuständen besonders praktisch. Außerdem enthält sie keinen zusätzlichen Alkohol, wodurch sie für Menschen geeignet ist, die Alkohol nicht gut vertragen.

So gehen Sie vor

- Befüllen Sie ein Glas mit sauberem Mineral- oder Quellwasser.
- Geben Sie 2 Tropfen pro ausgewählter Bachblütenessenz in das Wasserglas.
- Verrühren Sie die Mischung gut.
- Trinken Sie nun das heilsame Wasser über den Tag verteilt in kleinen Schlucken.

Globuli

Globuli sind für jede Bachblüte im Handel käuflich zu erwerben. Sie sind für Menschen geeignet, die zusätzlichen Alkohol nicht vertragen. In den Essenzen ist zwar Alkohol zur Konservierung enthalten, dessen Anteil ist aber so gering, dass es unbedenklich ist, solange nicht noch mehr hinzugefügt wird. Deswegen sind sie besonders bei Kindern zu empfehlen. Die Globuli werden unter die Zunge gelegt und lösen sich dort auf, sodass die Bachblüten über die Mundschleimhaut aufgenommen werden können. Bezüglich der Dosierung beachten Sie bitte die Angaben der jeweiligen Hersteller.

Salben und Cremes

Wer Bachblüten äußerlich anwenden möchte, kann dies über Salben und Cremes tun.

So gehen Sie vor

- Geben Sie 2 Tropfen pro ausgewählter Blütenessenz in Ihre Wunschsalbe.
- Verrühren Sie die Mischung gut.
- Cremen Sie sich an den gewünschten Stellen mit der Bachblüten-Salbe ein.

Direktanwendung auf der Haut

Eine weitere Anwendungsart stellt die pure Anwendung der Tropfen direkt auf der Haut dar. Dies kann auch bei Säuglingen oder Kleinkindern eine Alternative sein, die sich gegen die orale Einnahme der Bachblüten wehren.

So gehen Sie vor

- Geben Sie täglich 4-mal 4 Tropfen auf Ihre Haut, zum Beispiel auf die Schläfen, hinter die Ohren, in die Armbeugen oder auf die Handgelenke. Lassen Sie sich einfach von Ihrer Intuition leiten.

Als Badezusatz

Die Wirkung der Bachblütenessenzen in einem Vollbad kann sehr intensiv sein, da sie hier durch das Wasser auf den gesamten Körper einwirken können. Das Wasser wirkt wie eine Art Katalysator, da es die Schwingungen der Bachblüten verstärkt und diese so noch schneller und effektiver vom Körper aufgenommen werden können.

So gehen Sie vor

- Befüllen Sie die Badewanne mit Wasser. Verzichten Sie auf sämtliche Zusätze wie Badesalz oder andere Mittel. Verwenden Sie lediglich Wasser und die Blüten.
- Tropfen Sie 7 bis 10 Tropfen der Bachblütenessenzen in das Wasser.
- Baden Sie darin bis zu 20 Minuten.
- Gönnen Sie sich danach Ruhe und Entspannung, da der Prozess der Wirkung zwar während des Badens beginnt, aber nach dem Bad noch weiter anhält. Legen Sie sich etwas hin und ruhen Sie sich dort aus.

Die Dauer der Anwendung

Die Dauer der Einnahme der ermittelten Bachblütenmischung wird in der Regel so lange fortgesetzt, bis eine Besserung eingetreten ist. Da eine zusammengestellte Mischung meist nach etwa 2 bis 3 Wochen aufgebraucht ist, empfiehlt es sich, eine neue Auswahl von Bachblüten zu bestimmen, insofern Sie spüren, dass Sie sie weiterhin einnehmen möchten.

Als gute Grundregel gilt:
Bei akuten Beschwerden nehmen Sie die Tropfen ungefähr 4 Tage lang ein. Bei bereits länger bestehenden Beschwerden können Sie die Tropfen 11 bis 21 Tage lang anwenden. Vergessen Sie nicht, dies stets mit Ihrer Intuition abzustimmen.

Hinweis: Bachblüten zählen zu der besonders sanft wirkenden Naturmedizin, bei der aufgrund des Herstellungsverfahrens kaum beziehungsweise gar keine Wirkstoffe mehr nachgewiesen werden können. Dennoch ist es möglich, dass unter gewissen Umständen Nebenwirkungen und Erstverschlimmerungen auftreten können. Dazu erfahren Sie in dem Kapitel VI „Herausforderungen und Ihre Lösungen – Erstverschlimmerungen verstehen lernen" mehr. Die oben genannten Angaben zur Dosierung und Einnahme der Bachblütenessenzen verstehen sich als Empfehlungen, für die der Autor keine Haftung übernimmt. Bei physischen und psychischen Beschwerden ist es in jedem Fall sinnvoll, vorher mit dem Arzt oder Heilpraktiker Ihres Vertrauens darüber zu beraten.

IV Die Bachblüten in der Praxis

Für einen leichteren Einstieg in die Praxis der Bachblütentherapie erhalten Sie in diesem Kapitel einen Überblick über einige der häufigsten Anwendungsgebiete sowie eine Auflistung der dazu passenden und hilfreichen Bachblüten.

Bachblüten für emotionales Gleichgewicht

Bachblüten bei Unsicherheit

Unsicherheit zeugt von einem mangelnden Vertrauen in die eigene Intuition und Urteilsfähigkeit. Die folgenden Bachblüten können bei diesem Problem helfen:

- **Nr. 05 Cerato**: Diese Essenz stärkt die innere Stimme des höheren Selbst und fördert somit das Vertrauen in die Intuition. Damit weicht die Unsicherheit der Selbstsicherheit.
- **Nr. 12 Gentian**: Unsicherheit, deren Entstehung aus vorherigen Misserfolgen resultiert, wird durch die Betrachtung des Rückschlags als wichtige Erfahrung reduziert: Der Betroffene nutzt vergangene Fehler, um es in der Zukunft mit Zuversicht und Selbstvertrauen besser zu machen.
- **Nr. 13 Gorse**: Diese Bachblüte schenkt Hoffnung in schwierigen Situationen, wodurch Unsicherheit reduziert wird. Der Anwender kann Chancen wahrnehmen, die die Lage verbessern, und bekommt somit einen optimistischeren Blick auf die Zukunft.
- **Nr. 17 Hornbeam**: Der Betroffene erhält die seelische Spannkraft zurück, die er benötigt, um Möglichkeiten wahrzunehmen, die er zuvor durch Unentschlossenheit und Unsicherheit ignoriert hätte.
- **Nr. 28 Scleranthus**: Diese Essenz sorgt für die Rückkehr zum inneren Gleichgewicht. Ein Mensch, der sich in seiner Mitte befindet, wird automatisch seine Unsicherheit in Konzentration und Entschlossenheit transformieren.
- **Nr. 36 Wild Oat**: Diese Bachblüte fördert Selbstfindung und Erfüllung, indem der Sinn hinter dem eigenen Tun erkannt wird. Unsicherheit verschwindet so von ganz allein, da der Grund, warum man sich für etwas entschieden hat, viel stärker ist.

Bachblüten bei Stress

Körperlicher und geistiger Stress ist ein überaus wichtiges Thema in der heutigen Zeit, in der alles höher, weiter und schneller sein muss, als es gestern noch war. Die Anforderungen in Zeit und Leistung, die an jeden Einzelnen innerhalb der modernen Gesellschaft gestellt werden, zwingen uns förmlich dazu, uns mit Stressmanagement auseinanderzusetzen, um Erkrankungen auf physischer und psychischer Ebene abzuwenden. Auch Bachblüten können hier Abhilfe schaffen. Im Folgenden werden Ihnen einige empfehlenswerte Exemplare vorgestellt:

- **Nr. 11 Elm**: Elm ist besonders effektiv bei Stress, wenn dieser durch eine Unsicherheit entsteht, wie mit der betroffenen überfordernden Situation umgegangen werden soll.
- **Nr. 18 Impatiens**: Ist die Überlastung auf unkontrollierbare Ungeduld zurückzuführen, ist Impatiens eine hervorragende Wahl gegen Stress.
- **Nr. 21 Mustard**: Diese Essenz kommt zum Einsatz, wenn Verzweiflung, Pessimismus und Melancholie durch Überanstrengung den Alltag erschweren.
- **Nr. 23 Olive**: Langanhaltender Stress, der sich bereits auf die Aufgaben des alltäglichen Lebens auswirkt, kann durch Olive spürbar reduziert werden, indem diese Bachblüte bei physischer und mentaler Erschöpfung hilft.
- **Nr. 27 Rock Water**: Diese Bachblüte wirkt sehr gut gegen Überlastung und Stress, die aufgrund von extremen Ansprüchen und Erwartungen an sich selbst entstanden sind.
- **Nr. 30 Sweet Chestnut**: Ängsten, die mit Stress einhergehen, wird durch die Förderung innerer Widerstandsfähigkeit entgegengewirkt. Bei körperlicher beziehungsweise emotionaler Schwächung, bedingt durch Stress, wird neue Kraft bereitgestellt.
- **Nr. 33 Walnut**: Walnut unterstützt den Anwender besonders dann, wenn der Stress durch wichtige Veränderungen im Leben oder durch Übergangsphasen bedingt ist.
- **Nr. 35 White Chestnut**: Stress kann durch ein sich immer wiederholendes Gedankenkarussell entstehen. In diesem Fall ist White Chestnut zu empfehlen.
- **Nr. 39 Rescue**: In akuten Stresssituationen ist die Rescue-Bachblütenmischung eine ausgezeichnete Wahl.

Bachblüten bei Trauer durch Verlust

Bachblüten sind eine wunderbare Möglichkeit, um Menschen während der emotional herausfordernden Zeit der Trauer und des Verlustes beizustehen. Welche dafür in Frage kommen, zeigt die folgende Liste:

- **Nr. 06 Cherry Plum**: Bei Trauer, die in Angst und Panik ausartet, ist Cherry Plum die richtige Wahl. Sie fördert Gelassenheit und hilft dabei, die Dinge aus einer neuen Perspektive zu betrachten.
- **Nr. 10 Crab Apple**: Diese Essenz begünstigt einen Neuanfang, da negative Gefühle besser losgelassen werden können und der Anwender wieder emotionalen Halt bekommt.
- **Nr. 13 Gorse**: Gorse schenkt dem Betroffenen Optimismus und Vertrauen, wenn er sich in einem Zustand der Sinnlosigkeit und Hoffnungslosigkeit befindet.
- **Nr. 23 Olive**: Olive kann die physischen und psychischen Reserven wieder auffüllen, nachdem ein langer Prozess der Trauer in Müdigkeit und Erschöpfung stattgefunden hat. Olive hilft dem Körper und Geist dabei, zu regenerieren und wieder zu neuen Kräften zu kommen.
- **Nr. 29 Star of Bethlehem**: Diese Bachblüte spendet Trost, wann immer ein Verlust für Trauer und Schockzustände sorgte. Diese Bachblüte unterstützt die Heilung emotionaler Wunden, auch dann, wenn diese bereits vor langer Zeit entstanden sind.
- **Nr. 30 Sweet Chestnut**: Geht die Trauer mit dem Gefühl einer erdrückenden Dunkelheit einher, aus der es keinen Ausweg zu geben scheint, vermittelt Sweet Chestnut Trost. Der Anwender profitiert von einer neu gewonnenen Hoffnung und einer Öffnung auf der spirituellen Ebene.
- **Nr. 38 Willow**: Willow hilft dabei, die mit einem Verlust in Verbindung gebrachten Gefühle, wie sich im Stich gelassen zu fühlen, Groll oder Verbitterung, so zu transformieren, sodass Empathie und die Fähigkeit zur Vergebung möglich werden.

Bachblüten für körperliches Wohlbefinden

Bachblüten bei Schlafstörungen

Ein guter, erholsamer und langer Schlaf ist eine Grundvoraussetzung für ein erfolgreiches, glückliches und gesundes Leben. Einige Bachblüten sind hervorragend dafür geeignet, Probleme zu beseitigen, die den Betroffenen am Einschlafen und damit an der nächtlichen Regeneration hindern. Welche genau das sind, erfahren Sie hier:

- **Nr. 06 Cherry Plum**: Bei Schlafproblemen, die durch übermäßige innere Anspannung entstanden sind, leistet Cherry Plum Abhilfe, sollte eine hohe Reizbarkeit und das Aufregen über die kleinsten Dinge eine Entspannung behindern.
- **Nr. 11 Elm**: Ausgeglichenheit und innere Ruhe vermittelt Elm bei körperlichem, seelischem und geistigem Ausgelaugtsein, bei Erschöpfungszuständen und bei dem Gefühl, dass einem alles über den Kopf wächst.
- **Nr. 18 Impatiens**: Impatiens hilft bei Schlafproblemen, indem die Bachblüte gegen Ungeduld und die damit einhergehende Nervosität sowie Reizbarkeit vorgeht.
- **Nr. 26 Rock Rose**: Weiß der Betroffene nicht weiter oder wird er durch belastende Probleme, Panik, Verzweiflung vom Schlaf abgehalten, hilft Rock Rose weiter.
- **Nr. 31 Vervain**: Diese Bachblüte entspannt den Geist und erlaubt dem Anwender, zur Ruhe zu kommen, indem sie ihn dazu anregt, nach Hilfe zu fragen, sich anderen anzuvertrauen und Unterstützung anzunehmen.
- **Nr. 35 White Chestnut**: White Chestnut gilt als die Basisblüte, wenn es um Schlafstörungen geht. Der Anwender lernt durch sie, die ihn am Schlaf hindernden Gedanken loszulassen. So schenkt die Bachblüte Entspannung und Erholung.

Bachblüten bei Verdauungsbeschwerden

Verdauungsprobleme sind in vielen Fällen ein Spiegel einer temporären Unfähigkeit des Betroffenen, gewisse Emotionen und Gedanken „verdauen“ und „loslassen“ zu können, weshalb Bachblüten so effektiv gegen diese Formen der Beschwerden vorgehen können. Schuldgefühle, Aggressionen oder das Festhalten an Altem können dazu führen, dass auch der Darm „festhalten“ will und die Dinge dort ins Stocken geraten. Indem die innere Harmonie wiederhergestellt wird, kann der Organismus auch auf der körperlichen Ebene wieder zum Frieden finden. Die folgende Liste enthält Bachblüten, die bei Verdauungsproblemen weiterhelfen:

Bachblüten bei Blähungen

- **Nr. 06 Cherry Plum**: Cherry Plum wirkt entkrampfend auf den gesamten Magen-Darm-Trakt, indem sie seelisch ausgleicht und dabei hilft, belastende Dinge loszulassen.
- **Nr. 10 Crab Apple**: Diese Bachblüte reinigt den Darm von pathogenen Bakterien, die Blähungen begünstigen.
- **Nr. 15 Holly**: Sind Stress und Ärger die Ursache für die Verdauungsbeschwerden, kann Holly weiterhelfen.
- **Nr. 18 Impatiens**: Bei zu schnellem und hastigem Essen sowie Schlingen aufgrund von Ungeduld beruhigt Impatiens den Organismus.

Bachblüten bei Durchfall

- **Nr. 10 Crab Apple**: Diese Bachblüte reinigt den Darm von pathogenen Bakterien, die Durchfall begünstigen.
- **Nr. 20 Mimulus**: Mimulus kommt dann zum Einsatz, wenn der Durchfall aufgrund der Angst vor bestimmten Dingen auftritt.
- **Nr. 28 Scleranthus**: Diese Essenz stellt das innere Gleichgewicht wieder her, wodurch sich auch die Darmtätigkeit wieder harmonisieren kann.
- **Nr. 39 Rescue**: Ist der Durchfall eine Begleiterscheinung einer Notfallsituation, ist die Rescue-Mischung eine gute Wahl.

Bachblüten bei Verstopfungen

- **Nr. 01 Agrimony**: Treten Verstopfungen auf, weil man im wahrsten Sinne des Wortes sein Inneres nicht zeigen möchte, hilft Agrimony weiter.
- **Nr. 08 Chicory**: Chicory besänftigt einen trägen Darm in Fällen, in denen das Festhalten und Klammern an anderen Menschen zur Ursache gezählt wird.
- **Nr. 10 Crab Apple**: Crab Apple wird nicht umsonst die Reinigungsblüte genannt, denn sie sorgt auf allen Ebenen für Ordnung und Sauberkeit.
- **Nr. 15 Holly**: Sind Stress und Ärger die Ursache für die Verdauungsbeschwerden, kann Holly weiterhelfen.

- **Nr. 16 Honeysuckle**: Das Festhalten an der Vergangenheit, die noch nicht bewältigt werden konnte, kann auch den Darm träge machen. Der Anwender weigert sich unbewusst, das Alte loszulassen.
- **Nr. 20 Mimulus**: Mimulus kommt dann zum Einsatz, wenn die Verstopfungen aufgrund der Angst vor bestimmten Dingen auftreten.
- **Nr. 27 Rock Water**: Reines und heilkräftiges Wasser bringt die Dinge wieder in Schwung, indem es das System „durchspült".
- **Nr. 28 Scleranthus**: Diese Bachblüte stellt das innere Gleichgewicht wieder her, wodurch sich auch die Darmtätigkeit wieder harmonisieren kann.

Bachblüten zur Stärkung des Immunsystems

Wer aufgrund von Abwehrkräften einen widerstandsfähigen Körper hat, braucht keine Angst vor Krankheiten haben, die sein Immunsystem bedrohen könnten. Die folgenden Bachblüten können dazu beitragen:

- **Nr. 04 Centaury**: Äußere (Abwehr-) Stärke zeugt von innerer Stärke, weshalb Centaury das Immunsystem unterstützt.
- **Nr. 05 Cerato**: Cerato stärkt das Immunsystem, indem diese Essenz das Vertrauen in sich selbst fördert.
- **Nr. 09 Clematis**: Diese Bachblüte kommt bei Menschen in Frage, die ihre Energie hauptsächlich auf geistiger Ebene und in Tagträumereien einsetzen und deshalb ihrem Körper nicht viel Kraft zur Verfügung stellen.
- **Nr. 10 Crab Apple**: Diese Bachblüte schafft Ordnung im System und schmeißt demnach alles raus, was dem Körper und Geist nicht mehr dienlich ist.
- **Nr. 12 Gentian**: Nagen Pessimismus, Frustration und Entmutigung an den Kräften des Körpers, ist Gentian eine gute Wahl-
- **Nr. 17 Hornbeam**: Hornbeam hilft bei Immunschwäche, die aus geistiger Erschöpfung resultiert.
- **Nr. 19 Larch**: Diese Bachblüte ist bei Persönlichkeiten zu empfehlen, die sich unbewusst nicht wert genug fühlen, echte Gesundheit zu erfahren.
- **Nr. 20 Mimulus**: Mimulus kommt dann zum Einsatz, wenn das Immunsystem aufgrund der Angst vor bestimmten Dingen geschwächt ist.
- **Nr. 21 Mustard**: Wenn negative Gefühle, wie Verzweiflung, Pessimismus und Melancholie, das Immunsystem schwächen, ist Mustard ratsam.
- **Nr. 23 Olive**: Olive stärkt das Immunsystem, indem sie dem Körper und Geist Lebendigkeit und Vitalität spendet.
- **Nr. 29 Star of Bethlehem**: Diese Bachblüte unterstützt die Heilung emotionaler Wunden, die die Abwehrkräfte des Körpers reduzieren.

- **Nr. 33 Walnut**: Walnut hilft bei der Abwehr negativer Einflüsse.
- **Nr. 37 Wild Rose**: Ist die Immunabwehr aufgrund von Apathie, Resignation und Phlegma verlangsamt, kann Wild Rose unterstützend wirken.

Bachblüten zur Entgiftung

Der Mensch ist tagtäglich unzähligen Substanzen ausgesetzt, die den Organismus schwächen und auf Dauer zu Erkrankungen führen können. Hier ist nicht nur die Rede von Giften, die sich in der Luft oder der Nahrung befinden, sondern auch von den „giftigen" Gedanken, die den Geist belasten. Deshalb ist die regelmäßige Entgiftung auf allen Ebenen eine zur Erhaltung der Gesundheit notwendige Maßnahme, die das ganze Leben lang praktiziert werden sollte.

- **Nr. 10 Crab Apple**: Crab Apple wird nicht umsonst die Reinigungsblüte genannt, denn sie sorgt auf allen Ebenen für Ordnung und Sauberkeit.
- **Nr. 18 Impatiens**: Soll insbesondere die Leber beim Entgiften unterstützt werden, ist Impatiens empfehlenswert.
- **Nr. 20 Mimulus**: Mimulus ist gut für die Entgiftung der Nieren.
- **Nr. 21 Mustard**: Auch Mustard unterstützt die Nieren bei der Reinigung.
- **Nr. 22 Oak**: Soll insbesondere die Leber beim Entgiften unterstützt werden, ist Oak geeignet.
- **Nr. 29 Star of Bethlehem**: Betrifft die Entgiftung die seelische Ebene, ist diese Bachblüte eine gute Wahl.
- **Nr. 39 Rescue**: Treten bei der Entgiftung akute Erstverschlimmerungen ein, sind die Rescue-Tropfen zu empfehlen.

Bachblüten und die Psyche

Bachblüten bei schlechter Stimmung

Durch die Förderung von emotionaler Balance und seelischem Wohlbefinden wird sich der Gemütszustand automatisch anheben und es werden sich angenehme Gefühle einstellen. Die folgenden Bachblüten wirken unterstützend bei einer schlechten Stimmungslage:

- **Nr. 05 Cerato**: Launenhaftigkeit, die durch das fehlende Vertrauen in sich selbst und das ständige Fragen anderer um Rat entsteht, kann mithilfe von Cerato besiegt werden.
- **Nr. 19 Larch**: Ein schlechter Gemütszustand aufgrund von Minderwertigkeitsgefühlen kann durch Larch behoben werden.
- **Nr. 28 Scleranthus**: Scleranthus wirkt Unentschlossenheit und der Neigung entgegen, sich stets ablenken zu lassen, wodurch auch die damit einhergehenden negativen Gefühle obsolet werden.
- **Nr. 29 Star of Bethlehem**: Zeigen sich negative Gefühle aufgrund eines Traumas oder eines Schocks, ist Star of Bethlehem die richtige Wahl.
- **Nr. 33 Walnut**: Wird die schlechte Laune durch die Beeinflussung Dritter hervorgerufen, wird Walnut weiterhelfen.
- **Nr. 36 Wild Oat**: Verursacht die Unentschlossenheit darüber, was man wirklich will, eine schlechte Stimmung, sind Sie mit Wild Oat gut beraten.

Bachblüten bei Ängsten

Ängste beeinflussen das Leben eines Menschen enorm. Sie sind dazu da, um uns vor Gefahren zu schützen, die möglicherweise unser Leben bedrohen könnten, doch es gibt auch irrationale Ängste, die sich, wenn wir uns von ihnen unbewusst leiten lassen, negativ auf unser Leben auswirken. Möglicherweise entgehen uns dadurch für unsere persönliche Entwicklung wichtige Erkenntnisse oder wir verspielen aufgrund von Ängsten großartige Chancen. In diesen und ähnlichen Fällen können die folgenden Bachblüten weiterhelfen:

- **Nr. 01 Agrimony**: Besteht die Angst, von jemandem durchschaut zu werden, so ist Agrimony empfehlenswert. Auch dann, wenn Ängste allgemein geheim gehalten werden sollen, ist diese Bachblüte eine gute Wahl.
- **Nr. 02 Aspen**: Diese Bachblüte bezieht sich auf unklare Ängste und Panikzustände.

- **Nr. 05 Cerato**: Ängste vor dem Treffen falscher Entscheidungen aufgrund eines mangelnden Vertrauens in die eigene Intuition können mithilfe von Cerato besiegt werden.
- **Nr. 06 Cherry Plum**: Bezieht sich die Angst darauf, verrückt zu werden, ist Cherry Plum zur Einnahme geeignet.
- **Nr. 08 Chicory**: Hier steht die Angst vor einem Verlust im Vordergrund.
- **Nr. 10 Crab Apple**: Crab Apple ist dann in Betracht zu ziehen, wenn die Ängste mit Infizierung, Unreinheit oder Sünde in Verbindung stehen.
- **Nr. 14 Heather**: Die Angst vor einer Blamage kann mit Heather behoben werden.
- **Nr. 16 Honeysuckle**: Honeysuckle ist geeignet, wenn der Betroffene Angst vor der Zukunft hat.
- **Nr. 17 Hornbeam**: Diese Bachblüte ist gut bei Ängsten einsetzbar, die mit Fehlschlägen und Enttäuschungen in Zusammenhang stehen.
- **Nr. 20 Mimulus**: Liegt eine bestimmbare, spezifische Angst vor, ist Mimulus die geeignete Wahl.
- **Nr. 24 Pine**: Pine kümmert sich um die Angst vor einer Bestrafung.
- **Nr. 25 Red Chestnut**: Bezieht sich die Angst auf die Mitmenschen, kommt Red Chestnut zum Einsatz.
- **Nr. 29 Star of Bethlehem**: Auch nicht verarbeitete Traumata lösen Ängste aus, die mithilfe von Star of Bethlehem geheilt werden können.
- **Nr. 34 Water Violet**: Water Violet thematisiert Ängste, die aufgrund einer zu starken zwischenmenschlichen Nähe entstehen.

Bachblüten bei Depression

Bachblüten wirken Depressionen entgegen, indem sie den Anwender sanft dazu anregen, die Dinge aus einer anderen Perspektive zu betrachten. So lernt er, besser mit seinen Problemen umzugehen und diese als Herausforderung zu sehen, an der er wachsen wird. Diese Bachblüten helfen bei depressiven Verstimmungen weiter:

- **Nr. 02 Aspen**: Steht die Depression mit Furcht in Verbindung, ist Aspen eine gute Wahl.
- **Nr. 05 Cerato**: Cerato ist geeignet für Depressionen durch Ratlosigkeit.
- **Nr. 10 Crab Apple**: Steht die depressive Verstimmung mit Ablehnung und Abneigung des eigenen Selbst in Verbindung, ist Crab Apple zu empfehlen.
- **Nr. 12 Gentian**: Depressionen als Reaktion auf Misserfolg können mit Gentian behandelt werden.
- **Nr. 15 Holly**: Entstand die Depression aufgrund unterdrückter Aggressionen, ist Holly empfehlenswert.
- **Nr. 17 Hornbeam**: Hornbeam sollte dann zum Einsatz kommen, wenn eine depressive Verstimmung aufgrund der Angst vor Misserfolg und dem Versagen besteht.
- **Nr. 19 Larch**: Larch ist die richtige Wahl, wenn der Depression Minderwertigkeitsgefühle zugrunde liegen.
- **Nr. 21 Mustard**: Mustard gilt als die Basisbachblüte der Depression.
- **Nr. 23 Olive**: Resultiert die Depression aus einer Schwäche, sollte über die Einnahme von Olive nachgedacht werden.
- **Nr. 24 Pine**: Sind Schuldgefühle mit im Spiel, lässt sich durch Pine Abhilfe schaffen.
- **Nr. 25 Red Chestnut**: Führten übertriebene Ängste und Sorgen um andere zu diesem Problem, ist diese Bachblüte möglicherweise die richtige.
- **Nr. 29 Star of Bethlehem**: Konnte ein Trauma oder ein Schock nicht verarbeitet werden, wodurch eine Depression ausgelöst wurde, ist Star of Bethlehem die Lösung.
- **Nr. 30 Sweet Chestnut**: Sweet Chestnut behandelt Depressionen, die mit starker Verzweiflung verbunden sind.
- **Nr. 36 Wild Oat**: Hat der Betroffene kein klares Ziel vor Augen und gerät dadurch in eine Depression, kann mit Wild Oat weitergeholfen werden.
- **Nr. 37 Wild Rose**: Hier stehen Gleichgültigkeit und Resignation im Vordergrund.

Bachblüten und mentale Klarheit

Bachblüten zur Konzentration und Fokussierung

Wer sich nicht konzentrieren und fokussieren kann, kann keine mentale Klarheit erlangen. Bachblüten, die dabei helfen, sind zum Beispiel diese:

- **Nr. 07 Chestnut Bud**: Chestnut Bud stärkt die Fähigkeit des Fokussierens beim Lernen.
- **Nr. 09 Clematis**: Ist der Betroffene zu verträumt, um sich zu fokussieren, ist Clematis geeignet.
- **Nr. 16 Honeysuckle**: Diese Bachblüte ist anzuwenden, wenn der Betroffene zu verträumt ist, um sich zu fokussieren.
- **Nr. 18 Impatiens**: Impatiens hilft bei Konzentrationsproblemen, die aufgrund von Ungeduld und Unruhe entstehen.
- **Nr. 21 Mustard**: Stehen die Konzentrationsbeschwerden mit einer Depression in Verbindung, hilft Mustard.
- **Nr. 23 Olive**: Treten die Konzentrationsbeschwerden durch Erschöpfung auf, ist Olive eine gute Wahl.
- **Nr. 28 Scleranthus**: Diese Bachblüte hilft bei Betroffenen, die sprunghaft sind und sich allzu leicht ablenken lassen.
- **Nr. 35 White Chestnut**: Diese Bachblüte ist geeignet in Fällen, in denen Zwangsgedanken für die Konzentrationsschwäche verantwortlich gemacht werden können.
- **Nr. 36 Wild Oat**: Sollten zu viele Gedanken das Fokussieren erschweren, hilft Wild Oat weiter.

Bachblüten zur Steigerung der mentalen Energie und Klärung des Geistes

Bachblüten, die bei geistiger Erschöpfung behilflich sind, können bewirken, dass der Anwender wieder zu mehr mentaler Energie kommt und klarer denken kann. Folgende Essenzen kommen hier in Frage:

- **Nr. 09 Clematis**: Verbraucht der Geist zu viel Energie durch Träumereien, Fantasie und weil der Betroffene zu gedankenverloren ist, hilft Clematis weiter.
- **Nr. 16 Honeysuckle**: Honeysuckle holt den Anwender wieder zurück in die Gegenwart, wodurch die Vergangenheit seine Energie nicht länger abzieht.
- **Nr. 17 Hornbeam**: Bei geistiger Erschöpfung, die die mentale Energie reduziert, ist Hornbeam die Bachblüte der Wahl. Auch bei trägen Gedanken ist sie gut geeignet.
- **Nr. 39 Rescue**: Bei Kopflosigkeit durch Panik, vor allem in einer akuten Stresssituation, klärt die Rescue-Mischung den Geist.

Bachblüten zur Entscheidungsfindung und Problemlösung

In Zeiten, in denen Probleme gelöst und Entscheidungen getroffen werden müssen, können Sie sich selbst mithilfe der Bachblüten unterstützen. Die folgenden Bachblüten könnten Ihnen weiterhelfen:

- **Nr. 05 Cerato**: Zweifelt man an seiner eigenen Urteilsfähigkeit und fragt lieber andere nach deren Meinung, weil man es selbst einfach nicht weiß, ist Cerato geeignet zur Einnahme.
- **Nr. 12 Gentian**: Gentian kann bei Persönlichkeiten zum Einsatz kommen, die dazu neigen, bei Problemen zu schnell aufzugeben.
- **Nr. 18 Impatiens**: Impatiens unterstützt den Anwender dabei, sich Zeit mit der wichtigen Entscheidung zu lassen und die Dinge zu überdenken.
- **Nr. 19 Larch**: Diese Bachblüte schenkt Vertrauen in sich selbst und die eigenen Entscheidungen.
- **Nr. 20 Mimulus**: Mimulus hilft dabei, nicht mit der Entscheidung oder Problemlösung aus Angst zu zögern, wenn es notwendig ist.
- **Nr. 22 Oak**: Bei besonders verbissenen Menschen, die sich durch übermäßige Zielstrebigkeit selbst behindern, kann Oak helfen.
- **Nr. 28 Scleranthus**: Kann man sich einfach nicht entscheiden und ist ziellos, sollte über die Einnahme von Scleranthus nachgedacht werden.
- **Nr. 31 Vervain**: Ist man von einer Idee förmlich besessen und kann nicht erkennen, dass diese möglicherweise das Problem nicht beseitigt, wird Vervain die richtige Wahl sein.
- **Nr. 33 Walnut**: Walnut schenkt Vertrauen in sich selbst und die eigenen Entscheidungen.
- **Nr. 34 Water Violet**: Diese Bachblüte stärkt die Fähigkeit, andere nach Hilfe zu fragen und Unterstützung annehmen zu können, wenn man glaubt, es allein durchstehen zu müssen.
- **Nr. 36 Wild Oat**: Bezieht sich die Entscheidungsfindung oder die Problemlösung auf das Lebensziel und die Sinnfindung, wird zu Wild Oat geraten.

V Einsatzgebiete der Bachblüten im Alltag

Bachblüten im Beruf

Konkrete Bachblüten im beruflichen Kontext

Bachblüten sind selbstverständlich auch in beruflicher Hinsicht eine hervorragende und sanfte Möglichkeit, um sich bei den alltäglichen Herausforderungen und Schwierigkeiten zu unterstützen. So verbessern sie Ihre Leistungen nicht nur durch die Förderung von Konzentration, sondern auch durch die Verminderung von Stress, Erschöpfung, Konflikten und berufsbedingten Ängsten. Zudem leiten die Essenzen einen Weg zur persönlichen Berufung ein, die Ihnen Lebensfreude und Erfüllung spenden wird.

Bachblüten bei beruflichen Umbruchphasen – Berufseinstieg oder Berufswechsel

- **Nr. 16 Honeysuckle**: Diese Bachblüte kommt zum Einsatz, wenn Veränderungen nicht verkraftet werden können.
- **Nr. 33 Walnut**: Walnut schenkt Standhaftigkeit sowie Orientierung und hilft bei der Verwirklichung während eines Neubeginns.
- **Nr. 39 Rescue**: Die Notfallmischung hilft bei beruflichen Umbruchphasen, die aufgrund eines plötzlichen belastenden Ereignisses eintreten.

Bachblüten bei berufsbedingtem Stress und Überforderung

- **Nr. 01 Agrimony**: Steht der Stress mit Verheimlichung und künstlichem Verhalten vor den Kollegen oder den Kunden in Verbindung, hilft Agrimony.
- **Nr. 11 Elm**: Treten Stress und Überförderung gleichsam auf, empfiehlt sich Elm.
- **Nr. 18 Impatiens**: Impatiens hilft bei Stress, der bei zu viel Ungeduld entsteht.
- **Nr. 22 Oak**: Diese Bachblüte ist für all diejenigen, die verbissen Verantwortung annehmen, auch wenn sie meinen, zu wissen, es nicht schaffen zu können. Sie reduziert Stress durch Sturheit und zu starken Ehrgeiz.
- **Nr. 24 Pine**: Ist die Übernahme einer zu großen Verantwortung mit Schuldgefühlen verbunden, hilft Pine.
- **Nr. 31 Vervain**: Vervain ist gut bei übertriebener Einsatzfreude und dem damit verbundenen Stress.
- **Nr. 34 Water Violet**: Fühlt sich der Betroffene seiner Verantwortung nicht gewachsen und lehnt er sie deshalb ab, ist Water Violet die richtige Wahl.

Bachblüten bei Erschöpfung und Burn-out

- **Nr. 11 Elm**: Bei vorübergehenden Fällen empfiehlt sich Elm.
- **Nr. 13 Gorse**: Gorse hilft bei dem Gefühl der Aussichtslosigkeit und der damit einhergehenden Erschöpfung.
- **Nr. 17 Hornbeam**: Stehen Erschöpfung und Burn-out mit pessimistischen Gedanken in Verbindung, ist Hornbeam zu empfehlen.
- **Nr. 18 Impatiens**: Ist Stress die Ursache der Erschöpfung, ist Impatiens die Wahl.
- **Nr. 23 Olive**: Olive hilft bei Ermattung durch Burn-out.

Bachblüten bei Ärger und Konflikten mit Vorgesetzten, Kollegen oder Kunden

- **Nr. 01 Agrimony**: Steht der Stress mit Verheimlichung und künstlichem Verhalten vor den Kollegen oder den Kunden in Verbindung, hilft Agrimony.
- **Nr. 03 Beech**: Beech ist gut bei Menschen, die unnachgiebig sind und glauben, es besser als ihre Kollegen zu wissen.
- **Nr. 04 Centaury**: Entsteht der Konflikt durch Abhängigkeit und Charakterschwäche, ist Centaury zu empfehlen.
- **Nr. 14 Heather**: Fühlt sich der Betroffene von seinen Kollegen stets abgelehnt, hilft Heather.
- **Nr. 15 Holly**: Diese Bachblüte kommt bei Menschen zum Einsatz, die andere ablehnen, unfreundlich sind und dabei auch handgreiflich werden könnten.
- **Nr. 18 Impatiens**: Impatiens schenkt Geduld, wenn Konflikte aufgrund unterschiedlicher Arbeitsgeschwindigkeiten zwischen den Kollegen entstehen.
- **Nr. 28 Scleranthus**: Hier wird Launenhaftigkeit harmonisiert.
- **Nr. 29 Star of Bethlehem**: Diese Essenz unterstützt Menschen dabei, die ihren Kollegen aufgrund negativer Erlebnisse abgeneigt sind.
- **Nr. 31 Vervain**: Bei Ärger durch missionarisches Verhalten hilft Vervain weiter.
- **Nr. 32 Vine**: Konflikte, die mit Besserwisserei und humorloser penibler Art in Verbindung stehen, werden durch Vine besänftigt.
- **Nr. 33 Walnut**: Walnut ist gut bei Menschen, die sich innerhalb von Konflikten zu leicht beeinflussen lassen.
- **Nr. 34 Water Violet**: Diese Bachblüte mindert soziale Distanzierung.

Bachblüten bei fehlender Motivation und Langeweile bezüglich beruflicher Projekte und Aufgaben

- **Nr. 17 Hornbeam**: Bei Langeweile ist diese Bachblüte zu empfehlen.
- **Nr. 36 Wild Oat**: Bezieht sich die Langeweile und mangelnde Motivation auf die Lebensaufgabe, ist Wild Oat zu empfehlen.
- **Nr. 37 Wild Rose**: Diese Bachblüte schenkt aktive Selbstmotivation.

Bachblüten bei Versagensangst im beruflichen Kontext

- **Nr. 11 Elm**: Steht die Versagensangst mit temporärer Überforderung in Zusammenhang, ist Elm eine gute Wahl.
- **Nr. 12 Gentian**: Neigt der Betroffene dazu, sich selbst zu schlecht einzuschätzen und deshalb das Versagen zu befürchten, sollte Gentian eingenommen werden.
- **Nr. 39 Rescue**: Versagensangst in akuten Notfallsituationen kann durch die Rescue-Mischung gemindert werden.

Bachblüten bei Mobbing, Unsicherheit und Minderwertigkeitsgefühlen am Arbeitsplatz

- **Nr. 01 Agrimony**: Werden Minderwertigkeitsgefühle überspielt, hilft Agrimony weiter.
- **Nr. 05 Cerato**: Cerato stärkt das Vertrauen in die eigene Entscheidungsfähigkeit am Arbeitsplatz und mindert so Unsicherheit.
- **Nr. 14 Heather**: Wird der Minderwertigkeitskomplex durch Geltungssucht überspielt, ist Heather geeignet.
- **Nr. 19 Larch**: Ist man allgemein unsicher und wird der Minderwertigkeitskomplex durch Geltungssucht überspielt, ist Larch geeignet.
- **Nr. 28 Scleranthus**: Bei Unsicherheit bezüglich einer Entscheidungsfindung ist Scleranthus eine gute Idee.
- **Nr. 39 Rescue**: Die Notfallmischung ist geeignet für akute und besonders belastende Situationen des Mobbings am Arbeitsplatz.

Bachblüten bei Existenzängsten

- **Nr. 20 Mimulus**: Mimulus ist die Bachblüte der konkreten Angst und eignet sich zur Einnahme bei Existenzängsten.

Bachblüten bei fehlender Lebensfreude und innerer „Kündigung"

- **Nr. 05 Cerato**: Bei Ratlosigkeit hilft Cerato.
- **Nr. 13 Gorse**: Gorse wirkt gegen Hoffnungslosigkeit und das Gefühl, sich dem Schicksal ergeben zu müssen.
- **Nr. 19 Larch**: Steht die innere Kündigung (starke Unzufriedenheit, Demotivation und Distanziertheit) mit Pessimismus und einem mangelnden Selbstvertrauen in Zusammenhang, eignet sich Larch.
- **Nr. 20 Mimulus**: Diese Bachblüte hilft Menschen, die aus Furcht innerlich aufgeben und die Lebensfreude verlieren.
- **Nr. 37 Wild Rose**: Wer sich selbst aufgegeben hat, kann auf Wild Rose zurückgreifen.
- **Nr. 38 Willow**: Willow schenkt Lebensfreude, die durch Groll und Verbitterung verdrängt wurde.

Bachblüten zum Finden der persönlichen Berufung

- **Nr. 36 Wild Oat**: Nutzen Sie Wild Oat, um sich selbst bei der Suche nach Ihren Talenten und Begabungen zu unterstützen. Auf diese Weise sind Sie in der Lage, Ihrer Berufung nachzugehen und zu Ihrem Lebensweg zurückzufinden.

Klassenclown und Zappelphilipp: Bachblüten für Kinder

Wenn das Kind den „Zappelphilipp" spielt, einen Tobsuchtanfall hat oder sich die Geschwister streiten, hängt der Familiensegen gewaltig schief. Das Wunderbare an Bachblüten ist, dass nicht nur Erwachsene von ihnen profitieren können, sondern eben auch die Kleinsten in unserer Gemeinschaft. Jede Bachblüte kann etwas für das Kind tun, wenn es bestimmte Dinge nicht tun möchte, Angst hat oder sich Probleme mit Gleichaltrigen anbahnen. Die folgende Liste geht noch einmal auf jede einzelne Bachblüte in Bezug auf die Anwendungsmöglichkeiten für Kinder ein.

Nr.	Bachblüte	Diese Bachblüte ist geeignet für Kinder, die ...
1	**Agrimony**	... immer und über alles lachen. ... der Klassenclown sind oder ihn spielen. ... nicht über ihre Probleme sprechen wollen. ... sich auf keinen Fall streiten wollen.
2	**Aspen**	... Probleme mit dem Einschlafen in Dunkelheit haben. ... äußerst sensibel sind. ... stark auf die Stimmungen der Mitmenschen reagieren.
3	**Beech**	... nörgeln. .. extrem wählerisch sind. ... eine altkluge Art an sich haben.
4	**Centaury**	... als besonders pflegeleicht auffallen. ... sich von anderen Kindern leicht ausnutzen lassen. ... sich stets den anderen unterordnen.
5	**Cerato**	... ständig Fragen stellen. ... nicht wissen, was sie selbst für richtig halten. ... alle Trends mitmachen.
6	**Cherry Plum**	... zeitweise besonders extrem ausrasten können. ... dazu neigen, oft zu kreischen. ... ihre Gefühle unbeherrscht zum Ausdruck bringen.
7	**Chestnut Bud**	... sich nicht gut konzentrieren können. ... stets ihre Fehler wiederholen. ... vergesslich sind.
8	**Chicory**	... zum Klammern neigen. ... sich nicht selbst beschäftigen können. ... stets gelobt werden wollen.

9	**Clematis**	... schnell einschlafen, auch in ungewöhnlichen Situationen (zum Beispiel in der Schule). ... unaufmerksam sind. ... oft in einer Traumwelt voller Fantasie leben.
10	**Crab Apple**	... sich vor allem ekeln. ... sich ihre Hände nicht dreckig machen wollen. ... sehr um ihr Äußeres bemüht sind.
11	**Elm**	... an sich selbst zweifeln. ... schnell den Mut verlieren, wenn es zu schwer wird. ... unter keinen Umständen versagen möchten.
12	**Gentian**	... Fehler nur schwer verkraften. ... das Schlimmste vermuten. ... den Dingen pessimistisch entgegnen.
13	**Gorse**	... schnell die Hoffnung verlieren. ... keine Versuche unternehmen, um die Situation zu bessern. ... davon ausgehen, dass ihnen niemand helfen kann.
14	**Heather**	... sich stets in den Mittelpunkt der Aufmerksamkeit drängen. ... kein Interesse an Problemen außer ihren eigenen haben. ... nicht aufhören können, zu quasseln.
15	**Holly**	... immer auf die Geschwister eifersüchtig sind. ... gehässig sein können. ... sich in einer Trotzphase befinden.
16	**Honeysuckle**	... etwas Vergangenem nachtrauern (zum Beispiel einem kaputten Spielzeug oder einem verlorenen Kuscheltier). ... nur schwer ihre Familie loslassen können. ... unter Heimweh leiden.
17	**Hornbeam**	... ewig brauchen, um mit den Schulaufgaben anzufangen. ... morgens mürrisch sind. ... nur Lust auf Dinge haben, die Spaß machen.
18	**Impatiens**	... hyperaktiv sind. ... Flüchtigkeitsfehler machen. ... als Zappelphilipp bezeichnet werden können.
19	**Larch**	... schüchtern sind. ... Angst haben, etwas falsch zu machen und sich vor anderen zu blamieren. ... sich übermäßig mit anderen vergleichen.

20	**Mimulus**	... vor etwas konkretem Angst haben (zum Beispiel einem Schultest oder einer neuen Übung im Sportunterricht). ... unter Hemmungen leiden. ... schnell erröten.
21	**Mustard**	... schnell und ohne Grund traurig sind. ... auf einen Schlag ernst wirken. ... keine Lust haben, zu spielen.
22	**Oak**	... sich selbst überfordern würden, bevor sie es wagen, vor anderen schwach zu wirken. ... übertriebenen Ehrgeiz zeigen. ... keine Hilfe annehmen können.
23	**Olive**	... viel Ruhe nach einer Belastung brauchen. ... schnell ausgelaugt wirken. ... sich zurückziehen, um sich auszuruhen.
24	**Pine**	... den Sündenbock spielen. ... oft an einem schlechten Gewissen leiden. ... nicht gut mit Kritik umgehen können.
25	**Red Chestnut**	... übermäßige Angst um ihre Familie haben. ... sich Sorgen um andere machen. ... ihre Eltern nicht gehen lassen können, weil sie sich sorgen.
26	**Rock Rose**	... unter Alpträumen leiden. ... bei Angst schreien oder bitterlich weinen. ... zur Hysterie neigen, wenn sie gestresst sind.
27	**Rock Water**	... überaus viel Disziplin für ihr Alter zeigen. ... alle Tätigkeiten perfektionistisch angehen. ... sich selbst viele Dinge verwehren (zum Beispiel das Dessert zum Mittag oder das Spielen mit Freunden wegen der unerledigten Hausaufgaben).
28	**Scleranthus**	... zwischen mehreren Möglichkeiten nicht wählen können. ... unzuverlässig sind. ... sprunghaft sind und heute dies und morgen das wollen.
29	**Star of Bethlehem**	... unter Schock stehen. ... etwas nicht verarbeitet haben. ... viel Trost suchen und brauchen.
30	**Sweet Chestnut**	... auffällig still vor sich hin trauern. ... aus Verzweiflung zur Aggressivität neigen. ... nicht wissen, was sie in der Situation tun sollen.

31	**Vervain**	... überdreht sind, wenn sie sich für etwas begeistern. ... andere Kinder für etwas fesseln wollen, dabei aber fast schon aufdringlich sind. ... abends vor Aufregung einfach nicht ins Bett wollen.
32	**Vine**	... unbedingt ihren Willen durchsetzen müssen. ... ihre Freunde herumkommandieren. ... sich nicht an Regeln halten können.
33	**Walnut**	... etwas Zeit benötigen, um sich an eine Veränderung zu gewöhnen (zum Beispiel einen Lehrerwechsel). ... sich leicht irritieren lassen. ... plötzlich verunsichert wirken.
34	**Water Violet**	... sich von anderen abkapseln. ... ständig allein spielen. ... keinen Anschluss finden (zum Beispiel in der Schule oder bei Freizeitaktivitäten).
35	**White Chestnut**	... ständig über alles nachdenken. ... abends geistig nicht zur Ruhe kommen können. ... zum Grübeln neigen.
36	**Wild Oat**	... sich nicht entscheiden können, was sie wollen. ... schnell das Interesse an einer Sache verlieren. ... immer wieder angefangene Dinge stehen und liegen lassen und lieber etwas Neues beginnen.
37	**Wild Rose**	... still sind und sich nirgends beteiligen. ... keine Lebensfreude und kindliche Unbeschwertheit ausstrahlen. ... sich durch nichts und für nichts begeistern lassen.
38	**Willow**	... sich selbst bemitleiden. ... Unrecht und Benachteiligung beklagen. ... schnell mit dem Finger auf andere zeigen und diesen die Schuld geben.

VI Herausforderungen und ihre Lösungen

Der Umgang mit individuellen Reaktionen auf die Bachblüten

Jeder Mensch ist so einzigartig in seiner Individualität, dass es niemals 2-mal ein und dieselbe Reaktion auf einen Wirkstoff geben kann – weder in der allopathischen Medizin noch bei der Bachblütentherapie. Die Einnahme der einzelnen Essenzen kann unterschiedliche Dinge im Anwender bewirken, was in erster Linie von seiner eigenen aktuellen körperlichen und geistigen Konstitution und seinen seelischen Themen abhängig ist. Deshalb ist es so wichtig, dass Sie in Eigenverantwortung an die Bachblütentherapie herantreten und die Bedeutung der Selbstbeobachtung verstehen lernen. So können Sie anhand Ihrer Beobachtungen ablesen, ob Sie schon Ihr gewünschtes Ziel erreicht haben oder ob weitere Anwendungen notwendig sind. Da die Bachblütenessenzen nur nebensächlich auf körperliche Beschwerden wirken, ist es zudem wichtig, dass Sie Ihre Aufmerksamkeit neben dem Körper auch auf Ihren Geist und Ihr Gemüt richten. Die folgenden Fragen können Sie sich regelmäßig im Verlauf der Bachblütentherapie selbst beantworten:

- Wie habe ich mich gefühlt, bevor ich das erste Mal eine Bachblütenessenz eingenommen habe?
- Wie fühle ich mich hier und jetzt?
- Welche Veränderungen geschehen in meinem Geist?
- Welche Veränderungen kann ich in meinem Körper beobachten?
- Wie sieht es mit meinem geistigen und körperlichen Energielevel aus?
- Welche Gesundheitsbereiche, Probleme oder Themen wollte ich ursprünglich mit den Bachblüten behandeln und welche Veränderungen sind bis jetzt festzustellen?
- Verläuft mein Leben in eine Richtung, die mich glücklicher und zufriedener macht?
- Wie geht es mir insgesamt, seitdem ich die Bachblüten einnehme?

Es ist durchaus empfehlenswert, die Antworten in regelmäßigen Abständen aufzuschreiben, zum Beispiel in einem eigens dafür angelegten Tagebuch. So bleiben Sie stets aufmerksam für die individuellen Reaktionen, die die Bachblüten auf Ihren Körper, Geist und Ihr Leben haben.

Erstverschlimmerungen verstehen lernen

In manchen Fällen können sich diese speziellen Reaktionen auch in Form von sogenannten Erstverschlimmerungen zeigen. Es kommt ganz auf die Situation an, wie intensiv eine Persönlichkeit auf die Essenzen anspricht, doch in der Regel wirken diese sehr sanft auf der seelischen Ebene und bewirken Verbesserungen, ohne zwangsläufig Erstverschlimmerungen hervorzurufen. Doch was steckt eigentlich hinter diesem Phänomen? Viele Menschen reagieren sehr zügig und positiv auf die Therapie. Diese Erstreaktion hält jedoch meist nicht allzu lange an, da der Prozess, der durch die Bachblüten in Gang gesetzt wird, ein Auf und Ab ist, bei dem es immer wieder zu tiefgreifenden Aufarbeitungen mit alten Glaubens- und Verhaltensmustern sowie Charaktermerkmalen kommt – schließlich existiert bei einer Bachblüten-Therapie kein linear ansteigendes Wachstum.

Es gibt jedoch auch Menschen, die zwar ebenfalls schnell, jedoch auf eine andere Art als gewünscht auf die Bachblüten reagieren. Sie bemerken zunächst eine Verschlimmerung ihrer Symptome, die es vielen schwer macht, mit der Therapie fortzufahren. In dieser Phase des Heilungsprozesses ist es verführerisch, die Verwendung der Essenzen abzubrechen, weil sich der Betroffene gezwungen sieht, sich mit seinen Schattenseiten und Problemen, die er ja eigentlich beheben wollte, auseinanderzusetzen. Zugegebenermaßen kann das unangenehm und unbequem sein, was vermutlich auch der gesteigerten Selbstwahrnehmung zugrunde liegt. Der Schlüssel zur Besserung liegt jedoch nicht darin, abzubrechen, sondern durch diese Phase hindurchzuschreiten, denn danach erwartet den Anwender das ersehnte Ergebnis. Ein Absetzen der Bachblüten in dieser Phase ist demnach weder nötig noch sinnvoll.

Nach der ersten Einnahme der Bachblütenessenzen kann es also vorkommen, dass sich bestimmte Symptome in Bezug auf den Körper und/oder das Gemüt noch einmal verschlimmern. Häufig kommt es zu Stimmungsschwankungen, die auf die Neuausrichtung der Seele und des Geistes zurückzuführen sind. Schließlich werden hier alte Glaubenssätze aufgeweicht, Angstzustände gelöst und Traumata verarbeitet – diese Hindernisse zu einem glücklichen und zufriedeneren Leben gehen nicht einfach so, ohne sich „verabschiedet“ zu haben. Erstverschlechterungen kann man also keineswegs als grundsätzlich schlecht bezeichnen. Man kennt sie bereits aus der Homöopathie und sie sind ein Anzeichen dafür, dass die richtigen Essenzen gefunden wurden. Diese Erstverschlimmerung hält meistens nur ein paar Stunden, höchstens drei Tage, an, dann findet eine Neuorientierung im Körper statt. Hier beginnen die positiven Schwingungen der Bachblüten, auf den Anwender zu wirken. Passt er sich diesen an, ist eine schnelle Verbesserung der Lebenssituation zu erwarten, da der Anwender nun das positive statt das negative Potential der eingenommenen Bachblüten zu leben beginnt. Sollte sich jedoch ein Teil der Persönlichkeit des Anwenders gegen die positiven Schwingungen der Essenzen wehren, dauert der Prozess länger. Hier können keine pauschalen Zeitangaben gegeben werden, da jeder Mensch diesen Weg in seinem ganz individuellen Tempo geht.

Die Anpassung der Bachblütenmischungen bei Bedarf

Die Selbstbeobachtung und Dokumentation des körperlichen, geistigen und seelischen Wohlbefindens vor, während und nach der Anwendung der Bachblütentherapie ermöglicht eine zielgerichtete Anpassung der Essenzen, wann immer es nötig ist. In Eigenverantwortung spüren Sie genau, wann Sie etwas brauchen und welche Essenz Ihnen guttut. Sie können selbstständig die Bachblüten so variieren, wie es für Sie derzeit das Beste ist. Selbstverständlich können und sollten Sie auf einen Berater Ihres Vertrauens zurückgreifen, sobald Sie aus irgendeinem Grund Zweifel an Ihren intuitiven Entscheidungen haben. Dieser wird Ihnen während der Therapie hilfreich zur Seite stehen können.

Die Überprüfung der Bachblütenmischung, die Sie derzeit einnehmen, ist spätestens dann notwendig, wenn das etwa 20 bis 30 ml umfassende Fläschchen aufgebraucht wurde. Dann sollten Sie neu entscheiden: Möchten Sie exakt dieselbe Mischung noch einmal anfertigen oder möchten Sie einige Anpassungen vornehmen? Können Sie sich diese Frage nicht mit einer klaren Aussage beantworten beziehungsweise haben Sie sich entschieden, eine neue Mischung zu probieren, gehen Sie am besten so vor, wie ganz zu Anfang und im Kapitel 3 „III Die Grundlagen der Anwendung" beschrieben wurde. Finden Sie mithilfe diverser Techniken, wie zum Beispiel den Fragebögen, dem Ziehen der Fläschchen oder der Auswahl der Blütenkarten, die Essenzen heraus, die im gegenwärtigen Moment für Sie am effektivsten und sinnvollsten sind. Bachblüten wirken sich in erster Linie auf die Stimmung im Hier und Jetzt aus und sollten demnach nicht wegen vergangener Probleme eingenommen werden, sondern weil Sie ein Thema in diesem Augenblick beschäftigt und belastet.

Unter Umständen kann es vorkommen, dass Sie eine Anpassung vornehmen, noch bevor Sie das Fläschchen mit Ihrer aktuellen Blütenmischung aufgebraucht haben. Dies kann unter anderem durch ein intuitives Gefühl ausgelöst werden. Wundern Sie sich also nicht, wenn Sie plötzlich die zuvor noch heißgeliebten Bachblüten auf einen Schlag verschmähen oder sich zu einer ganz anderen Essenz hingezogen fühlen, die Sie zuvor noch nicht in Betracht gezogen haben. Gehen Sie dieser inneren Führung nach und handeln Sie entsprechend. Manchmal kann es jedoch auch zu einer geistigen oder körperlichen Veränderung kommen, die eine Neubewertung der aktuellen Mischung initiiert. Sollte sich Ihr Zustand aus inneren oder äußeren Gründen verändern, prüfen Sie, ob Sie sich intuitiv für andere Essenzen entscheiden. In diesem Fall kann die Beratung mit einem Bachblüten-Experten äußerst informativ und aufschlussreich sein. Zögern Sie deshalb nicht, einem externen Beobachter Ihre Lage zu schildern und sich nach seinem Rat zu erkunden.

An dieser Stelle ist es noch einmal angebracht, darauf hinzuweisen, dass die Vorschläge zu den einzelnen Symptomen, von denen Sie in den vergangenen Kapiteln erfahren haben und auch im noch folgenden Symptomregister nachlesen werden, eben nur das sind: Vorschläge. Ob bei Schlafstörungen nun Elm, Impatiens oder Vervain die beste Lösung ist, können nur Sie ganz allein entscheiden. Die Auflistung möglicher passender Bachblüten dient lediglich dem Zweck, Ihnen die Suche zu erleichtern und Ihnen Anregungen zu geben. Die eigentliche „Arbeit" liegt jedoch noch vor Ihnen, denn es ist Ihre Aufgabe, zu identifizieren, welche der Bachblüten Ihren Charakter am besten beschreibt. Wenn Sie zum Beispiel grundsätzlich ein unruhiger, ungeduldiger und nervöser Mensch sind, wird Ihnen Impatiens bei Schlafstörungen vermutlich am besten weiterhelfen können, obwohl Elm und Vervain ebenso effektiv sind – nur eben bei anderen Persönlichkeits-Typen. Bachblütenessenzen wirken je nach Charakter, weshalb Sie stets die möglichen Optionen dahingehend prüfen sollten, ob diese Ihrem Gemüt entsprechen. So kristallisieren sich Mischungen aus Essenzen heraus, die optimal an Ihre Persönlichkeit und die damit verbundenen Themenbereiche angepasst sind.

Tipps zur Überwindung möglicher Hindernisse bei der Anwendung

Es ist einerlei, in welcher Form Sie Ihre körperliche und geistige Heilung unterstützen möchten – ob mit Bachblütentherapie, Homöopathie oder anderen Heilmethoden. Gesundheit erfordert immer eine Bemühung seitens des Menschen. Eine Krankheit ist ein Anzeichen dafür, dass etwas aus dem Gleichgewicht geraten ist. Das macht sie zu einem Segen, denn mit ihrer Heilung weist sie den Weg zurück zur seelischen, physischen und psychischen Harmonie. Wichtig dabei ist, dass der Betroffene bereit ist, sich mit ihren Ursachen auseinanderzusetzen, um eine Besserung zu bewirken. Krankheit stellt immer eine Lernaufgabe dar, an der die Persönlichkeit wachsen kann. Demnach ist der Prozess der Heilung manchmal mit Hindernissen verbunden.

Auch bei der Anwendung der Bachblüten können Sie sich mit Herausforderungen konfrontiert sehen. Wie bereits verdeutlicht, geschehen weder Heilung noch persönliches Wachstum jemals linear. Sie beschreiben stets eine wellenförmige Kurve mit Hochs und Tiefs, mit Phasen, in denen es mal besser geht, und Phasen, in denen es wieder schlechter wird. Leichtigkeit und Hoffnung wechseln sich möglicherweise mit der Rückkehr zu alten und überholten Gedanken- und Verhaltensmustern ab. Dieses Auf und Ab ist völlig normal und beschreibt im Grunde das gesamte Leben. Oder waren Sie jemals ausschließlich glücklich oder unglücklich?

Sie erhoffen sich offensichtlich etwas von der Anwendung der Bachblüten, denn sonst würden Sie sich nicht zu dieser Thematik hingezogen fühlen. Meist sind es persönliche Probleme, die der Anwender lösen möchte. Er möchte vielleicht endlich wieder richtig durchschlafen können oder er spürt diese unbändige Wut in sich, mit der er umgehen lernen möchte. Vielleicht hat er auch die Sehnsucht nach seiner wahren Berufung, nach dem Sinn seines Lebens, in sich bemerkt und möchte diesem Ruf nun nachgehen. Während des Prozesses der Wiederherstellung des seelischen Gleichgewichtes, der durch die Bachblütentherapie angeregt wird, werden Sie gemäß den Aufs und Abs des Lebens immer wieder an Punkte kommen, in denen Sie mit Ihren Schwächen und Konflikten konfrontiert werden. Das könnte sich, wenn wir uns auf das obere Beispiel beziehen, darin zeigen, dass der Betroffene für eine Zeit lang besonders schlecht schläft, extrem wütend auf alles und jeden ist oder noch einmal eine äußerst intensive Phase der Sinnlosigkeit in seinem Leben erfährt. Doch lassen Sie sich in diesen Momenten von dem Wissen beflügeln, dass nach jedem Tief immer auch ein Hoch kommt. Mit jeder Erfahrung, egal, ob Sie diese als gut oder schlecht bewerten, kommen Sie Ihrer Heilung einen Schritt näher.

Werden Sie sich bewusst, warum Sie sich für die Bachblütentherapie entschieden haben. Was sind Ihre persönlichen Wünsche und Ziele? Was verbirgt sich hinter der Entscheidung, die Essenzen einnehmen zu wollen? Definieren Sie ganz konkret die Themenbereiche in Ihrem Leben, die Sie aktuell beschäftigen und die Sie mithilfe der Bachblüten angehen möchten. Das darf auch gerne schriftlich in Ihrem Bachblütentagebuch geschehen. Durch diese Ausrichtung auf Ihre Ziele mit der Anlehnung an Ihre Bedürfnisse richten Sie sich mit Ihrem ganzen Sein auf die Realisierung dieser aus. Je klarer Sie mit sich sein können, desto eher werden Sie erreichen, was Sie sich wünschen.

Hegen Sie zu große und unrealistische Erwartungen an die Bachblütentherapie, werden Sie möglicherweise enttäuscht sein. Dies könnte ein weiteres Hindernis sein, dem Sie potentiell begegnen könnten. Vielleicht erhoffen Sie sich von der Einnahme der Essenzen, dass wie durch ein Wunder all Ihre Probleme gelöst sind und Sie nun das positive Potential der gewählten Bachblüten verkörpern. Leider ist diese Therapie keine Wunderpille, die die Heilung für Sie übernimmt – so etwas gibt es einfach nicht, auch wenn manche Produkte dieses zu versprechen wagen. Sie selbst sind der Hauptdarsteller in Ihrem Leben und nur Sie allein sind dazu in der Lage, eine gewünschte Verbesserung Ihrer Umstände zu bewirken. Sie sind herzlich dazu eingeladen, sich von den Bachblüten auf Ihrem Weg begleiten und unterstützen zu lassen, dennoch sollten Sie nie aus den Augen verlieren, dass Sie selbst Ihre Ängste überwinden, Ihre Verhaltensmuster verbessern und Ihre Traumata auflösen müssen. Wenn Sie sich dies vor dem Beginn der Bachblütentherapie bewusst machen und es sich auch zwischendurch immer wieder vor Augen halten, werden sich Ihre Erwartungen relativieren und Sie können Ihren individuellen Herausforderungen mit einer gewissen Selbstsicherheit begegnen, weil Sie wissen, dass Sie daran wachsen. Glauben Sie daran, dass Ihnen die Essenzen auf Ihrem Lebensweg weiterhelfen werden, und haben Sie Vertrauen, dass sich alles zum Guten wenden wird.

VII Bachblüten und Tierheilkunde

Die Anwendung von Bachblüten bei Tieren

Tiere – ob Hund, Katze, Pferd, Schwein, Huhn oder Wildtier – haben ebenfalls eine Seele und können deshalb von der Einnahme der Bachblüten profitieren. Da sie auf eine so sanfte und verträgliche Weise wirken, ist selbst bei einer Überdosierung oder bei der Verwendung einer falschen Essenz nicht mit Problemen zu rechnen. Das macht die Bachblütentherapie auch so geeignet in Kombination mit anderen Behandlungsmethoden.

Ebenso wie Menschen hat auch jedes Tier eine eigene Persönlichkeit, was die folgende Tabelle anschaulich darstellt. Auch wenn wir nicht auf dem menschentypischen Weg der Kommunikation über die Sprache mit unseren Schützlingen in Kontakt treten können, können wir viele Erkenntnisse über ihren Charakter an ihrem Verhalten und ihren Reaktionen ablesen. Dadurch wird eine Zuteilung zu den einzelnen Bachblüten möglich.

Nr.	Bachblüte	Diese Bachblüte ist geeignet für Tiere, die ...
1	**Agrimony**	... teilweise ein merkwürdiges Verhalten an den Tag legen. ... sich nichts anmerken lassen wollen. ... es allen recht machen wollen. ... ein anderes Verhalten aufweisen, wenn sie unbeobachtet sind.
2	**Aspen**	... sich häufig ohne erkennbare Ursache erschrecken. ... äußerst sensibel oder wetterfühlig sind. ... stark auf die Stimmungen der Menschen reagieren oder unerklärliche Ängste haben.
3	**Beech**	... bei Menschen, anderen Tieren oder in konkreten Situationen intolerant sind. ... einen übermäßigen Schutztrieb haben. ... extrem wählerisch sind. ... unsauber sind.
4	**Centaury**	... als willensschwach auffallen. ... sich schnell unterwerfen. ... sehr stark auf ihren Besitzer fixiert sind. ... sehr lange krank waren.
5	**Cerato**	... unsicher wirken. ... nur über wenige Instinkte verfügen. ... sich an andere Tiere oder Menschen halten.

6	**Cherry Plum**	... zeitweise besonders extrem ausrasten können und sich nicht unter Kontrolle haben. ... sich selbst verletzen. ... ihre Empfindungen unbeherrscht zum Ausdruck bringen.
7	**Chestnut Bud**	... sich nicht gut konzentrieren können. ... stets ihre Fehler wiederholen und nicht lernfähig sind. ... unachtsam sind.
8	**Chicory**	... ihr Territorium stark verteidigen. ... einen hohen Anspruch an ihren Besitz (zum Beispiel Spielzeug) haben. ... taktisches Verhalten zeigen.
9	**Clematis**	... schnell einschlafen, auch in ungewöhnlichen Situationen. ... sich passiv verhalten. ... desinteressiert sind. ... oft verträumt wirken.
10	**Crab Apple**	... sich vor Unsauberkeit ekeln. ... sich ständig putzen. ... viel herummäkeln.
11	**Elm**	... an sich selbst zweifeln. ... ihrem Nachwuchs zu wenig Aufmerksamkeit schenken. ... Überforderung anzeigen.
12	**Gentian**	... misstrauisch sind. ... den Dingen mit Skepsis gegenübertreten. ... schnell enttäuscht sind und zu schnell aufgeben.
13	**Gorse**	... schnell die Hoffnung verlieren. ... keine Versuche unternehmen, um eine Situation zu bessern. ... nur wenig Lebenswillen aufweisen.
14	**Heather**	... sich stets in den Mittelpunkt der Aufmerksamkeit drängen. ... nur schlecht allein sein können. ... aufdringlich sind.
15	**Holly**	... aggressiv bis hin zu gefährlich werden können. ... beißen. ... auf andere Tiere oder Menschen (zum Beispiel Babys) eifersüchtig reagieren.

16	**Honeysuckle**	... sehr nachtragend sind. ... unter Heimweh leiden. ... ihren Besitzer oder ihr Zuhause verlassen mussten. ... mit großen Veränderungen umgehen müssen.
17	**Hornbeam**	... ausgebrannt oder unmotiviert sind. ... mürrisch sind. ... alt und schwach sind.
18	**Impatiens**	... ungeduldig sind. ... Nervosität zeigen. ... nicht still sitzen oder liegen können.
19	**Larch**	... schüchtern sind. ... Angst haben, etwas falsch zu machen. ... wenig Vertrauen in sich selbst haben.
20	**Mimulus**	... vor etwas Konkretem Angst haben (zum Beispiel vor Silvester, dem Tierarzt oder Gewitter). ... sich zurückhalten. ... schüchtern sind.
21	**Mustard**	... schnell und ohne Grund traurig sind. ... auf einen Schlag ernst wirken. ... keine Lust haben, zu spielen.
22	**Oak**	... sich selbst überfordern würden, bevor sie es wagen, vor anderen schwach zu wirken. ... übertriebenen Ehrgeiz zeigen. ... kein Ende finden.
23	**Olive**	... viel Ruhe nach einer großen Belastung oder Krankheit brauchen. ... schnell ausgelaugt wirken. ... sich zurückziehen, um sich auszuruhen.
24	**Pine**	... sich schämen. ... sich grundlos schuldig fühlen. ... nicht gut mit Kritik umgehen können.
25	**Red Chestnut**	... übermäßige Angst um ihre Familie haben. ... überfürsorglich und bemutternd sind. ... sich nicht um sich selbst kümmern.
26	**Rock Rose**	... schnell mit Panik reagieren. ... ihre Angst deutlich sichtbar zeigen (zum Beispiel durch Zittern am ganzen Körper). ... in Ausnahmesituationen unvernünftiges Verhalten an den Tag legen. ... ein Trauma erlitten oder einen Unfall hatten.

27	**Rock Water**	... übertrieben viel Disziplin zeigen. ... auffallend zuverlässig sind. ... unflexibel sind und feste Routinen brauchen.
28	**Scleranthus**	... zwischen mehreren Möglichkeiten nicht wählen können. ... Gemütsschwankungen aufweisen. ... sprunghaft und launisch sind.
29	**Star of Bethlehem**	... aufgrund eines traumatischen Erlebnisses (sie wurden zum Beispiel misshandelt oder ausgesetzt) unter Schock stehen. ... etwas nicht verarbeitet haben. ... sich nicht trösten lassen wollen. ... nur über eine eingeschränkte Reaktionsfähigkeit verfügen.
30	**Sweet Chestnut**	... auffällig still vor sich hin trauern. ... an den Folgen einer langen Erkrankung oder unter schlechten Haltungsbedingungen leiden. ... kurz vor der totalen Erschöpfung stehen.
31	**Vervain**	... überdreht sind, wenn sie sich für etwas begeistern. ... Impulsivität zeigen. ... mit ihrem Verhalten um Anerkennung buhlen.
32	**Vine**	... unbedingt ihren Willen durchsetzen müssen. ... sehr dominant oder tyrannisch sind. ... sich nicht unterordnen wollen.
33	**Walnut**	... etwas Zeit benötigen, um sich an eine Veränderung zu gewöhnen (zum Beispiel einen Besitzerwechsel oder Umzug). ... Probleme damit haben, sich mit einer Veränderung abzufinden.
34	**Water Violet**	... sich von anderen abkapseln. ... abweisend sind oder sich auffallend stolz verhalten. ... ständig allein spielen und Einzelgänger sind. ... unnahbar wirken und sich von anderen Tieren sowie Menschen distanzieren.
35	**White Chestnut**	... sich nicht konzentrieren können. ... unsicher wirken.
36	**Wild Oat**	... sich nicht entscheiden können, was sie wollen. ... schnell das Interesse an einer Sache verlieren. ... ihren Platz noch nicht finden konnten. ... noch Orientierung benötigen (Jungtiere).

37	**Wild Rose**	... still sind und sich nirgends beteiligen. ... teilnahmslos oder gar apathisch wirken. ... sich durch nichts und für nichts begeistern lassen und keine Gefühle zeigen.
38	**Willow**	... sich selbst bemitleiden und missgünstig gegenüber anderen Tieren sind. ... schlechte Laune haben. ... beleidigt sind. ... alles als selbstverständlich ansehen.

Praktische Tipps für die Anwendung der Bachblüten bei Tieren

- **Dosierung:** Verabreichen Sie Ihrem Tier bis zu 4-mal täglich 1 bis 4 Tropfen – am besten direkt ins Maul oder in den Schnabel. Dies ist mit einer Pipette in der Regel sehr leicht zu bewerkstelligen. Geben Sie der Bachblüten-Mischung nicht mehr als 5 verschiedene Essenzen hinzu, damit es nicht zu Verwirrungen im Organismus des Tieres kommen kann. Verwenden Sie bei *Kleintieren*, wie zum Beispiel Katzen, zwischen 1 **und** 2 Tropfen pro Tag. Verabreichen Sie bei *größeren Tieren*, wie zum Beispiel Hunden, etwa 2 bis 4 Tropfen. Bei *Pferden* können zwischen 8 und 10 Tropfen angebracht sein.

- **Behandlungsdauer:** In der Regel ist die Behandlungsdauer bei Tieren kürzer als bei Menschen, da das Bewusstsein der Tiere enger mit deren Seele verbunden ist und die Essenzen so schneller ihre Wirkung entfalten können.

- **Als gute Faustregel gilt:** Bei Problemen, die weniger als 1 Monat existieren, reicht eine Behandlung mit den Bachblüten von maximal 1 Monat aus. Bei Problemen, die länger als 1 Monat bestehen, sollte auch die Therapie, je nach Fall, länger als 1 Monat anhalten.

- **Erstreaktionen:** Rechnen Sie mit möglichen unerwarteten Reaktionen des Tieres auf die Bachblüten. Es kann durchaus vorkommen, dass diese sich zum Beispiel öfter als sonst zur Regeneration zurückziehen beziehungsweise leichte Unruhe aufweisen oder Erstverschlechterungen zeigen. Diese Erstreaktionen sind jedoch temporär.

- **Ablehnung oder Verweigerung:** Es besteht die Möglichkeit, dass das Tier die Bachblüten aufgrund des ungewohnten Geschmacks von Alkohol zunächst ablehnt. Geben Sie in diesem Fall die Tropfen auf ein saugfähiges Leckerchen oder auch auf ein Stückchen trockenes Brot. Ziehen Sie gegebenenfalls auch Bachblüten in Form von Globuli in Betracht. Ansonsten ist in jedem Fall darauf zu achten, dass Sie Tieren Bachblüten-Essenzen ohne Alkoholzusätze geben, da ihr Körper diese in der Regel nicht gut verstoffwechseln kann.

- **Aufnahme über das Trinkwasser:** Sollte es aus irgendwelchen Gründen nicht möglich sein, dem Tier mehrfach am Tag die Bachblüten zu verabreichen, können Sie ihm diese auch über das Trinkwasser zuführen. Geben Sie beim täglichen Wechseln des Wassers 15 Tropfen der gewählten Essenzen hinzu. Es ist übrigens kein Problem, wenn das Tier das Wasser nicht vollständig austrinkt.
- **Achtung:** Der Napf für das Wasser darf nicht aus Metall bestehen! Verwenden Sie lieber Keramik oder Glas.
- **Äußere Anwendung**: Sie können die Bachblüten auch äußerlich verabreichen, indem Sie die Tropfen beispielsweise auf die Stirn des Tieres geben und zwischen den Augenbrauen sanft einmassieren. Auch bei Insektenstichen und Zeckenbissen ist es gut, die Essenz direkt auf die betroffene Stelle zu geben, damit sie dort wirken kann, wo sie benötigt wird.

Wichtig ist, noch einmal anzumerken, dass die Bachblütentherapie bei Tieren keine artgerechte Haltung ersetzt. Probleme im Verhalten und in der Gesundheit, die auf Haltungsfehler zurückzuführen sind, können nur dann behoben werden, wenn auch der Ursprung beseitigt wird, sprich, wenn das Tier artgerecht leben darf. Ebenso verhält es sich mit Verhaltensstörungen, die durch das Lebensumfeld des Haustieres entstanden sind. Auch hier können die Bachblüten erst richtig wirken, wenn die ursächlichen Probleme, wie zum Beispiel die Konflikte innerhalb der Familie, nicht mehr länger bestehen.

Bachblüten für konkrete Herausforderungen bei Tieren

Nun wird Ihnen eine Liste mit konkreten Herausforderungen aufgezeigt, mit denen Tierbesitzer häufig zu kämpfen haben. Entdecken Sie dabei die Vielzahl an potentiellen Einsatzbereichen der Bachblüten bei Ihren Schützlingen.

Aggressionen

- Nr. 06 Cherry Plum
- Nr. 15 Holly
- Nr. 28 Scleranthus
- Nr. 32 Vine

Angriffslust

- Nr. 03 Beech
- Nr. 15 Holly
- Nr. 32 Vine

Angstbeißen

- Nr. 02 Aspen
- Nr. 12 Gentian
- Nr. 15 Holly
- Nr. 18 Impatiens
- Nr. 20 Mimulus
- Nr. 35 White Chestnut

Antriebsschwäche

- Nr. 17 Hornbeam

Aufdringlichkeit

- Nr. 08 Chicory
- Nr. 14 Heather

Autofahren

- Nr. 02 Aspen
- Nr. 39 Rescue

Beschützerinstinkt

- Nr. 25 Red Chestnut

Bösartigkeit

- Nr. 02 Beech
- Nr. 15 Holly
- Nr. 31 Vervain
- Nr. 34 Water Violet

Dominanz

- Nr. 32 Vine

Eifersucht

- Nr. 14 Heather
- Nr. 15 Holly
- Nr. 20 Mimulus

Feindseligkeit

- Nr. 02 Beech
- Nr. 15 Holly

Fressverhalten, unruhiges

- Nr. 18 Impatiens

Futterneid

- Nr. 02 Aspen
- Nr. 06 Cherry Plum
- Nr. 15 Holly
- Nr. 20 Mimulus
- Nr. 22 Oak
- Nr. 35 White Chestnut

Futterverweigerung

- Nr. 13 Gorse
- Nr. 16 Honeysuckle
- Nr. 17 Hornbeam
- Nr. 23 Olive

Heimweh

- Nr. 05 Cerato
- Nr. 06 Cherry Plum
- Nr. 09 Clematis
- Nr. 16 Honeysuckle
- Nr. 17 Hornbeam
- Nr. 28 Scleranthus
- Nr. 33 Walnut
- Nr. 38 Willow

Isolation

- Nr. 03 Beech
- Nr. 30 Sweet Chestnut
- Nr. 34 Water Violet
- Nr. 38 Willow

Kläffen

- Nr. 01 Agrimony
- Nr. 02 Aspen
- Nr. 08 Chicory
- Nr. 12 Gentian
- Nr. 20 Mimulus
- Nr. 24 Pine
- Nr. 26 Rock Rose
- Nr. 30 Sweet Chestnut
- Nr. 37 Wild Rose

Kleben

- Nr. 14 Heather
- Nr. 20 Mimulus

Kontaktschwierigkeiten

- Nr. 03 Beech

Launenhaftigkeit

- Nr. 17 Hornbeam
- Nr. 18 Impatiens
- Nr. 28 Scleranthus

Missmut

- Nr. 38 Willow

Müdigkeit, plötzliche

- Nr. 11 Elm
- Nr. 21 Mustard

Notfall

- Nr. 39 Rescue

Panikattacke

- Nr. 39 Rescue

Protestverhalten

- Nr. 03 Beech

Reizbarkeit

- Nr. 02 Aspen
- Nr. 15 Holly
- Nr. 18 Impatiens
- Nr. 32 Vine
- Nr. 34 Water Violet
- Nr. 38 Willow

Ruhelosigkeit

- Nr. 01 Agrimony
- Nr. 02 Spen
- Nr. 06 Cherry Plum
- Nr. 18 Impatiens

Stubenunreinheit

- Nr. 03 Beech
- Nr. 07 Chestnut Bud
- Nr. 09 Clematis
- Nr. 10 Crab Apple
- Nr. 11 Elm
- Nr. 14 Heather
- Nr. 17 Hornbeam
- Nr. 20 Mimulus
- Nr. 24 Pine
- Nr. 32 Vine

Trächtigkeit

- Nr. 10 Crab Apple
- Nr. 20 Mimulus
- Nr. 33 Walnut
- Nr. 36 Wild Oat

Unausgeglichenheit

- Nr. 01 Agrimony

Unbeholfenheit

- Nr. 09 Clematis
- Nr. 11 Elm
- Nr. 37 Wild Rose

Unterwürfigkeit

- Nr. 04 Centaury

Wetterfühligkeit

- Nr. 02 Aspen
- Nr. 28 Scleranthus

Zerstörungswut

- Nr. 15 Holly
- Nr. 18 Impatiens
- Nr. 35 White Chestnut

Zwanghafte Verhaltensmuster

- Nr. 03 Beech
- Nr. 07 Chestnut Bud
- Nr. 18 Impatiens
- Nr. 22 Oak
- Nr. 32 Vine
- Nr. 33 Walnut
- Nr. 35 White Chestnut
- Nr. 36 Wild Oat

Die Rolle des Tierhalters

Die Einstellung des Besitzers ist von zentraler Bedeutung für die erfolgreiche Behandlung mit den Bachblüten. Die Erfahrung zeigt, dass, sollte dieser die Therapie ablehnen, das Tier oft nicht erfolgreich behandelt werden kann. Das liegt an den inneren Blockaden des Tierhalters, die sich unter Umständen durch die enge Verbindung zu seinem Schützling auf diesen übertragen.

Mensch und Tier mögen zwar unterschiedlichen Spezies angehören, doch das bedeutet nicht, dass sie nicht eine tiefe Bindung zueinander aufbauen können. Nicht umsonst zählen wir unsere Haustiere häufig zu unseren Familienmitgliedern. Das Kuscheln mit und Kümmern um unser liebstes Tier nähren nicht nur dieses, sondern auch uns selbst auf einer emotionalen Ebene. Der Mensch hegt eine tiefe Sehnsucht nach Bindung, die auch durch ein Tier gestillt werden kann. Der Hautkontakt und das fürsorgliche Kümmern um den Schützling geben uns selbst sehr viel.

Da die Kommunikation in der Regel zwischen Mensch und Tier hauptsächlich über die Körpersprache abläuft, können unsere Haustiere tatsächlich unsere Emotionen lesen. Sie suchen regelrecht nach Anzeichen des Verhaltens ihres Herrchens, der ihr Anführer und Beschützer ist, denn seine Reaktionen auf gewisse Dinge helfen dem Tier bei der Einschätzung der Situation. Bleibt der Besitzer ruhig und entspannt, ist auch das Tier gelassen – es weiß, dass es sicher ist.

Dadurch wird deutlich, dass die Tiere eindeutig auf Emotionen reagieren und eine Verbindung mit ihrem Tierhalter auf dieser Ebene eingehen. Deshalb ist es nicht verwunderlich, dass sich das Tier mit seinem Besitzer mitfreut, aber dieser auch mit dem Tier leidet, wenn es krank ist.

Bachblüten für die Stärkung der Beziehung zwischen Tier und Mensch

Das Verhältnis zwischen dem Besitzer und dem Haustier ist entscheidend für das Wohl des Tieres, aber auch des Menschen. Es können viele Probleme mit einer schlechten Beziehung zusammenhängen, wie zum Beispiel die Futterverweigerung oder Aggressionsprobleme, die sich häufig auflösen, wenn Mensch und Tier zueinander finden. So kann eine enge Bindung zwischen den beiden entstehen, die beiden Parteien das gibt, was sie sich wünschen. Die so erzeugte Zufriedenheit und Wohlbefindlichkeit auf körperlicher und geistiger Ebene können zum Beispiel mithilfe der folgenden Bachblüten unterstützt werden:

- **Nr. 03 Beech**: Diese Bachblüte ist geeignet, wenn sich das Tier gegenüber Menschen intolerant verhält.
- **Nr. 12 Gentian**: Gentian ist eine gute Idee bei Tieren, die sich aus Scheu und Misstrauen verkriechen und nicht berührt werden wollen.
- **Nr. 15 Holly**: Reagiert das Tier aggressiv und eifersüchtig bei neuen Familienmitgliedern, hilft Holly weiter.
- **Nr. 16 Honeysuckle**: Diese Bachblüte ist gut für Tiere, die sehr nachtragend sind.
- **Nr. 29 Star of Bethlehem**: Lässt sich das Tier nicht trösten oder hat es in der Vergangenheit traumatische Erlebnisse durchleben müssen, die es ihm schwer machen, erneut Vertrauen zu fassen, wird Star of Bethlehem weiterhelfen.
- **Nr. 32 Vine**: Gibt es Autoritätsprobleme zwischen Tier und Mensch, weil sich das Tier aufgrund seiner Dominanz und seines enormen Willens nicht unterordnen kann, wird es durch Vine besänftigt.
- **Nr. 34 Water Violet**: Diese Essenz ist für Tiere geeignet, die sich von Menschen distanzieren sowie abweisend und unnahbar wirken.

Haustieren helfen mit Bachblüten

Bachblüten für nervöse und ängstliche Tiere

Viele Tiere werden in gewissen Situationen schnell nervös oder verfallen in Angst. Für die Besitzer ist dieser Umstand meist nicht so leicht zu verkraften, weil sie sich oft hilflos fühlen. Da sie mit Ihren Schützlingen nicht auf herkömmliche Weise kommunizieren können, um ihnen mitzuteilen, dass sie keine Angst zu haben brauchen, müssen andere Wege gefunden werden. Die folgenden Bachblüten können bereits Großartiges in dieser Hinsicht leisten:

- **Nr. 01 Agrimony**: Agrimony ist für Haustiere geeignet, die schüchtern sind und nur schwer Vertrauen fassen können.
- **Nr. 02 Aspen**: Für Tiere, die ohne begründeten Anlass Angst zeigen, ist Aspen eine gute Wahl.
- **Nr. 03 Beech**: Bei Schreckhaftigkeit aufgrund mangelnder Anpassungsfähigkeit ist zu Beech zu raten.
- **Nr. 06 Cherry Plum**: Cherry Plum ist gut für Tiere, die beim Alleinbleiben in Aufregung verfallen.
- **Nr. 10 Crab Apple**: Diese Bachblüte ist geeignet für Haustiere, die besonders empfindlich auf äußere Einflüsse reagieren.
- **Nr. 12 Gentian**: Diese Bachblüte stärkt das Selbstvertrauen und den Willen Ihres Haustieres.
- **Nr. 14 Heather**: Nervosität als Folge verweigerter Aufmerksamkeit kann durch Heather behandelt werden. Auch Tiere, die sich nur dann sicher fühlen, solange sie gestreichelt werden, können durch diese Bachblüte Linderung in ihrer Überempfindlichkeit erfahren.
- **Nr. 15 Holly**: Weist das Tier bei Nervosität aggressive Züge auf, wird es von Holly profitieren.
- **Nr. 18 Impatiens**: Diese Bachblüte unterstützt Ihr Haustier, wenn es aufgrund von Ungeduld zur Hektik neigt. Sie gilt als die Basisblüte der Nervosität.
- **Nr. 20 Mimulus**: Mimulus eignet sich für Tiere, die in einer bestimmten Situation oder bei einer konkreten Handlung Angst bekommen.
- **Nr. 24 Pine**: Diese Bachblüte ist eine gute Wahl für Tiere, die bei jedem Geräusch sofort zusammenzucken.
- **Nr. 25 Red Chestnut**: Red Chestnut unterstützt Tiere, die beim Alleinbleiben in Aufregung verfallen.
- **Nr. 26 Rock Rose**: Rock Rose sollte zur Anwendung kommen, gerät das Haustier in einen Schock, wenn es Angst verspürt.
- **Nr. 28 Scleranthus**: Treten Hektik und Nervosität aufgrund von Unausgeglichenheit und Unentschiedenheit auf, ist Scleranthus eine gute Wahl.

• **Nr. 30 Sweet Chestnut**: Diese Bachblüte kann Haustieren helfen, die aufgrund schlechter Erfahrungen in einem Dauerzustand der Angst leben.

• **Nr. 39 Rescue**: Die Notfallmischung darf nicht fehlen, wenn es um Ängste geht. Sie hilft bei Ausnahmesituationen, akuten Panikattacken, wie zum Beispiel bei Gewitterangst, aber auch nach traumatischen Erlebnissen oder nach einem Unfall. Zudem schenken die Rescue-Tropfen dem Tier Trost.

Bachblüten bei Tieren mit Trennungsangst

Tiere können ihre Trennungsangst durch verschiedene Verhaltensweisen zum Ausdruck bringen, was stark von ihrem Charakter abhängig ist. Manche werden hektisch, laut und entwickeln im Stress Eigenarten, während sich andere wiederum ängstlich zurückziehen und apathisch werden. Hier bieten folgende Bachblüten Unterstützung für Ihre Schützlinge:

• **Nr. 02 Aspen**: Diese Bachblüte ist gut für Tiere, die grundsätzlich nicht gern allein gelassen werden.

• **Nr. 05 Cerato**: Für Tiere, die Heimweh bei außerhäuslichen Besuchen oder Urlauben empfinden, ist Cerato eine gute Wahl. Auch für jene Schützlinge, die zu stark von ihrem Besitzer abhängig sind und sich deshalb schnell verlassen fühlen, ist diese Bachblüte geeignet.

• **Nr. 14 Heather**: Heather hilft Haustieren, die Probleme damit haben, allein zu sein, und dabei unangenehme Eigenarten entwickeln.

• **Nr. 20 Mimulus**: Diese Bachblüte ist effektiv bei Tieren, die unter einer konkreten Angst leiden – in diesem Fall der Trennungsangst.

• **Nr. 33 Walnut**: Walnut hilft Tieren, die aufgrund ihrer Trennungsangst keine Veränderung annehmen können.

• **Nr. 39 Rescue**: In akuten Fällen des Trennungsschmerzes sind die Rescue-Tropfen die richtige Wahl.

Bachblüten für Phasen der Ein- beziehungsweise Umgewöhnung

Wenn der Besitzer mit seinem Haustier ein neues Heim bezieht, wenn ein neuer Mensch in das Leben des Tieres tritt oder es sich aufgrund anderer Umstände umgewöhnen muss, ist dies häufig mit Stress verbunden. Die folgende Liste enthält Bachblüten, die Tieren konkret in Phasen der Ein- und Umgewöhnung beistehen:

- **Nr. 12 Gentian**: Diese Bachblüte hilft Tieren, die einen plötzlichen Besitzerwechsel durchleben müssen.
- **Nr. 16 Honeysuckle**: Hat das Haustier Probleme damit, einen Besitzerwechsel nicht verkraften zu können, hilft Honeysuckle weiter.
- **Nr. 29 Star of Bethlehem**: Diese Bachblüte unterstützt Tiere, deren Besitzerwechsel besonders dramatisch und aufreibend ist.
- **Nr. 33 Walnut**: Walnut ist allgemein gut geeignet während der Phase der Umgewöhnung und Anpassung.

Spezifische Anwendungsgebiete

Bachblüten für typische Tierkrankheiten

Die folgende Auflistung gibt einen Überblick über einige Krankheiten, an denen Tiere häufiger erkranken und die durch Bachblüten gelindert werden können. Wichtig ist, noch einmal anzumerken, dass diese keine tierärztliche Behandlung ersetzen können!

Abszesse

- Nr. 04 Centaury
- Nr. 09 Clematis
- Nr. 10 Crab Apple
- Nr. 23 Olive

Allergien und allergische Reaktionen

- Nr. 03 Beech
- Nr. 10 Crab Apple
- Nr. 15 Holly
- Nr. 18 Impatiens
- Nr. 21 Mustard
- Nr. 26 Rock Rose
- Nr. 29 Star of Betlehem
- Nr. 39 Rescue

Appetitlosigkeit

- Nr. 08 Chicory
- Nr. 23 Olive
- Nr. 30 Sweet Chestnut
- Nr. 33Walnut

Arthritis / Arthrose

- Nr. 27 Rock Water

Asthma

- Nr. 06 Cherry Plum
- Nr. 12 Gentian
- Nr. 15 Holly
- Nr. 39 Rescue

Atemwegserkrankungen

- Nr. 04 Centaury
- Nr. 06 Cherry Plum
- Nr. 10 Crab Apple
- Nr. 15 Holly
- Nr. 27 Rock Water

Bandscheibenbeschwerden

- Nr. 01 Agrimony

Blasenentzündung

- Nr. 04 Centaury
- Nr. 23 Olive

Bronchitis

- Nr. 03 Beech
- Nr. 12 Gentian
- Nr. 17 Hornbeam
- Nr. 23 Olive
- Nr. 27 Rock Rose

Diabetes

- Nr. 01 Agrimony
- Nr. 13 Gorse
- Nr. 23 Olive

Durchfall

- Nr. 02 Aspen
- Nr. 18 Impatiens
- Nr. 26 Rock Rose

Fieber

- Nr. 10 Crab Apple
- Nr. 15 Holly
- Nr. 19 Larch
- Nr. 23 Olive
- Nr. 33 Walnut

Gelenkschwäche

- Nr. 17 Hornbeam
- Nr. 23 Olive

Herzerkrankungen

- Nr. 02 Aspen
- Nr. 14 Heather
- Nr. 23 Olive

Husten

- Nr. 06 Cherry Plum
- Nr. 10 Crab Apple
- Nr. 15 Holly
- Nr. 27 Rock Water
- Nr. 39 Rescue

Infektionskrankheiten

- Nr. 04 Centaury
- Nr. 10 Crab Apple
- Nr. 15 Holly
- Nr. 17 Hornbeam
- Nr. 30 Sweet Chestnut
- Nr. 39 Rescue

Insektenstiche und Zeckenbisse

- Nr. 39 Rescue

Kastration

- Nr. 33 Walnut
- Nr. 39 Rescue

Krämpfe

- Nr. 07 Chestnut Bud
- Nr. 27 Rock Water

Krebs

- Nr. 01 Agrimony
- Nr. 09 Clematis

- Nr. 17 Hornbeam
- Nr. 36 Wild Oat

Magen-Darm-Beschwerden

- Nr. 07 Chestnut Bud
- Nr. 08 Chicory
- Nr. 10 Crab Apple
- Nr. 18 Impatiens

Parasitenbefall

- Nr. 04 Centaury
- Nr. 10 Crab Apple

Pilze und Flechten

- Nr. 10 Crab Apple
- Nr. 39 Rescue

Schmerzen

- Nr. 15 Holly
- Nr. 39 Rescue

Tumore

- Nr. 01 Agrimony
- Nr. 09 Clematis
- Nr. 17 Hornbeam
- Nr. 36 Wild Oat

Vergiftung

- Nr. 10 Crab Apple
- Nr. 12 Gentian
- Nr. 30 Sweet Chestnut
- Nr. 39 Rescue

Wetterfühligkeit

- Nr. 02 Aspen
- Nr. 28 Scleranthus

Würmer

- Nr. 04 Centaury

Wunden

- Nr. 10 Crab Apple
- Nr. 17 Hornbeam
- Nr. 22 Oak
- Nr. 23 Olive
- Nr. 30 Sweet Chestnut
- Nr. 38 Willow
- Nr. 28 Scleranthus

Bachblüten für Tiere während der Rehabilitation und zur Unterstützung der Genesung nach Krankheiten

Hat das Haustier eine Krankheit überstanden, ist es meist noch körperlich geschwächt. Die Heilung mobilisierte enorme Selbstheilungskräfte und verbrauchte dabei die körpereigenen Reserven, die in der Phase der Regeneration wieder aufgefüllt werden müssen. Meist sind die Tiere deshalb noch ein wenig schlapp und matt nach der Genesung. Mit den folgenden Bachblüten können Sie Ihrem Schützling in dieser Zeit beistehen:

- **Nr. 04 Centaury**: Diese Essenz fördert die Regeneration nach einem Unfall oder einer langen Krankheit.
- **Nr. 10 Crab Apple**: Crab Apple beschleunigt die Ausscheidung von Krankheitserregern und Schadstoffen.
- **Nr. 11 Elm**: Diese Bachblüte unterstützt das Tier nach einer Krankheit.
- **Nr. 13 Gorse**: Gorse unterstützt das Tier nach einer Krankheit.
- **Nr. 17 Hornbeam**: Hornbeam ist für Tiere gedacht, die erschöpft sind und sich zurückziehen.
- **Nr. 19 Larch**: Um Rückschläge bezüglich der Erkrankung zu vermeiden, ist diese Bachblüte zu empfehlen.
- **Nr. 22 Oak**: Diese Bachblüte unterstützt das Tier nach einer Krankheit.
- **Nr. 23 Olive**: Olive unterstützt das Tier nach einer Krankheit.
- **Nr. 33 Walnut**: Um Rückschläge bezüglich der Erkrankung zu vermeiden, ist diese Bachblüte zu empfehlen.
- **Nr. 35 White Chestnut**: Diese Bachblüte verhindert die Chronifizierung der Krankheit, indem sie das Tier bei der endgültigen Ausheilung unterstützt.
- **Nr. 36 Wild Oat**: Um Rückschläge bezüglich der Erkrankung zu vermeiden, ist diese Bachblüte zu empfehlen.
- **Nr. 37 Wild Rose**: Um Rückschläge bezüglich der Erkrankung zu vermeiden, ist diese Essenz zu empfehlen.

Bachblüten zur Prävention

Bachblüten können auch zur Prävention eingesetzt werden. Sie verbessern das allgemeine körperliche und geistige Wohlbefinden, wodurch die Tiere weniger anfällig für Erkrankungen sind. Hier finden Sie einige Beispiele:

- **Nr. 05 Cerato**: Diese Bachblüte wirkt gegen Unsicherheit und stärkt das Selbstvertrauen, wodurch vielen Problemen bereits im Vorfeld die Grundlage genommen wird.
- **Nr. 06 Cherry Plum**: Da Stress mit vielen Krankheiten in Verbindung steht, kann Cherry Plum gut zur Prävention eingesetzt werden.
- **Nr. 14 Heather**: Heather ist als Prävention insbesondere bei älteren Tieren geeignet.

Bachblüten für alte Tiere

Ältere Tiere sind meist körperlich und geistig geprägt von vergangenen Jahren. Häufig profitieren diese besonders von der sanften Unterstützung der Bachblütengaben.

- **Nr. 14 Heather**: Heather ist als vorbeugende Maßnahme geeignet.
- **Nr. 17 Hornbeam**: Für mehr Kraft im Allgemeinen ist Hornbeam eine gute Wahl.
- **Nr. 22 Oak**: Diese Bachblüte eignet sich für ältere Tiere, die zwar fit sind, jedoch müde wirken.
- **Nr. 23 Olive**: Olive schenkt allgemein mehr Energie.
- **Nr. 33 Walnut**: Zur Steigerung der Kraft ist Walnut eine gute Lösung.
- **Nr. 38 Willow**: Tiere, die durch behindernde Beschwerden eingeschränkt werden, profitieren von Willow.

VIII Bachblüten und Affirmationen

Die Kraft der Affirmationen

Affirmationen sind selbstbejahende Aussagen, die durch das stete Rezitieren die Kraft entwickeln, die persönliche Gedankenwelt umzuprogrammieren. Sie sind eine der einfachsten und doch effektivsten Techniken, um alte Gedanken- und Verhaltensmuster langfristig zu verändern, indem sich der Anwender durch die Affirmationen geistig auf das Positive ausrichtet und auf alles, was er erreichen will. Sie haben das Potential, das Selbstbewusstsein und Selbstvertrauen zu steigern, indem Sätze wie „Ich glaube an mich" oder „Ich kann das" Zweifel an die eigenen Fähigkeiten nach und nach abtragen und das Vertrauen in sich selbst stärken. Dabei stellt der Schlüsselfaktor die Wiederholung der Affirmationen dar: Denken und sagen wir diese positiven Aussagen über uns immer wieder, beginnt unser Gehirn, sie zu glauben. So ersetzen wir über die Zeit hinweg alte Glaubenssätze und schaffen eine positiv ausgerichtete Gedankenwelt, die das Leben mit mehr Leichtigkeit, Freude, Selbstakzeptanz und Zuversicht erfüllt. Im Kontext der Bachblütentherapie wird auch häufig die Bezeichnung *Kraftformel* synonym gebraucht.

Affirmationen inspirieren uns dazu, uns mental mit persönlichen Konflikten auf eine konstruktive Art auseinanderzusetzen. Dabei kreieren sie ein positives, geistiges Milieu, das sich äußerst vorteilhaft auf die psychische und damit auch auf die körperliche Gesundheit auswirken kann. Was wir über uns selbst glauben, hat einen gewaltigen Einfluss darauf, wie wir unsere Realität wahrnehmen. Blicken wir durch eine Brille der Selbstverachtung und des Selbstzweifels, werden wir uns in jedem Misserfolg bestätigt sehen. Diese werden als Anlass gesehen, die eigene negative Meinung über sich zu verstärken, ist der Rückschlag auch noch so unbedeutend. Uns fallen nur noch unsere Schwächen und Inkompetenzen auf, wir sehen nur noch das Negative um uns herum und legen unseren Fokus auf unangenehme Empfindungen – alles andere, das Schöne, Angenehme oder Positive, wird kontinuierlich ausgeblendet. Das gilt jedoch auch in die andere Richtung: Ein Mensch, der mit Leichtigkeit und spielerischer Einstellung durch das Leben geht, wird in allem, was er durch seine Wahrnehmungsbrille erblickt, das Positive finden. Er wird sich an seinen Stärken und Talenten, an seinen Erfolgen ebenso wie an dem Glück anderer Menschen erfreuen. Und in allem, was er wahrnimmt, wird er sein Bild von sich selbst und seiner Realität bestätigt sehen: Die Welt ist ein wunderschöner Ort.

Bei der Selbstaffirmation handelt es sich um eine Technik, bei der wir uns bewusst der Autosuggestion in eine gewünschte Richtung bedienen. Wir verändern unsere Gedanken und Gefühle, indem wir uns durch die Wiederholungen der Aussagen selbst beeinflussen. Dies ist in der Arbeit mit den

Bachblüten eine wundervolle Ergänzung mit beeindruckenden Ergebnissen, denn die selbstbejahenden Sätze gleichen das negative Potential der Bachblüten aus. Affirmationen können also die Wirkung der Bachblütenessenzen verstärken, vorausgesetzt, sie werden richtig angewendet. Wie Ihnen dies gelingt, verraten Ihnen die folgenden Tipps.

Praktische Tipps für die Anwendung der Bachblüten-Affirmationen im Alltag

- Formulieren Sie die Affirmationen stets positiv und vermeiden Sie negierende Wörter wie „nicht" oder „kein". Statt daran zu denken, was Sie *nicht* wollen, denken Sie lieber an das, *was* Sie wollen.
- Die Affirmation sollte stets kurz, präzise, direkt und unmissverständlich sein.
- Verwenden Sie immer die Gegenwartsform, als wenn das gewünschte Ergebnis bereits eingetreten wäre.
- Beziehen Sie die Kraftformel stets auf sich selbst, nicht auf Ihre Mitmenschen.
- Glauben Sie an das, was Sie sagen. Verwenden Sie keine utopischen Affirmationen, an denen Sie zurzeit (noch) Zweifel hegen, sondern fangen Sie mit Kraftformeln an, an deren Eintritt Sie tatsächlich glauben.
- Wiederholen Sie Ihre Lieblingsaffirmationen gedanklich oder laut mehrfach am Tag. Je häufiger Sie dies tun, desto eher werden Sie von Ihrem Unterbewusstsein gespeichert. Sie können sie laut aussprechen – gerne auch vor dem Spiegel mit Augenkontakt – oder Sie rufen sie immer wieder in Gedanken ab, singen sie laut, schreiben Sie sich auf die Hand oder finden eine andere kreative Idee.
- Beschreiben Sie kleine Klebezettel mit Ihren gewählten positiven Sätzen und verteilen Sie diese in Ihrem gesamten Wohnbereich. Sie können auch einen Zettel in Ihr Portemonnaie, ins Auto oder auf den Schreibtisch im Büro legen. So erinnern Sie sich über den Tag verteilt immerzu selbst an Ihre Affirmationen.
- Hören Sie nicht zu früh damit auf, die Kraftformeln zu verwenden. Es kann je nach Thema und persönlicher Bedeutung einige Wochen bis Monate dauern, bis Sie die positiven Sätze nachhaltig verinnerlicht haben. Also geben Sie nicht auf – es lohnt sich!

Affirmationen für jede Bachblüte

Im Folgenden bietet Ihnen die Tabelle viele Inspirationen für Affirmationen zu jeder einzelnen Bachblüte. Verwenden Sie jene Aussagen, die Sie ansprechen, oder kreieren Sie gemäß der oben genannten Anhaltspunkte Ihre eigenen positiven Sätze. So oder so: Nutzen Sie die Kraft der Affirmationen, um die Wirkung Ihrer gewählten Bachblütenessenzen zu verstärken.

Nr.	Bachblüte	Affirmationen
1	**Agrimony**	• Ich bin in Frieden mit mir selbst und zeige mich so, wie ich bin. • Ich bin im Reinen mit mir. • Ich stehe zu dem, was ich denke und fühle. • Ich zeige mein wahres Ich. • Ich ziehe Harmonie auf eine ganz natürliche Art in mein Leben.
2	**Aspen**	• Ich bin sicher, stark, mutig und ruhig. • Ich vertraue in das Leben. • Ich werde sicher von meiner Seele geführt. • Ich werde beschützt.
3	**Beech**	• Ich nehme meine Mitmenschen so an, wie sie sind. Ich komme ihnen entgegen. • Ich sehe das Gute in meinen Mitmenschen. • Ich akzeptiere andere Sichtweisen und Weltanschauungen. • Die Meinungen anderer erweitern meinen Horizont. • Ich zeige Mitgefühl für mein Umfeld. • Ich bleibe freundlich und konstruktiv.
4	**Centaury**	• Ich bin willensstark und setze in Liebe zu mir selbst durch, was ich für mich brauche. • Ich weiß, wer ich bin. • Geben und Nehmen sind stets im Einklang. • Ich bin selbstbewusst. • Ich verkünde entschieden meine Bedürfnisse. • Ich gebe auf mich acht. • Ich gestalte mein Leben selbstwirksam. • Ich bin mir meiner Stärken und Fähigkeiten bewusst.

5	**Cerato**	• Ich vertraue meiner inneren Stimme und lasse mich von meiner Intuition führen. • Ich bilde mir meine eigene Meinung und vertrete diese selbstbewusst. • Ich erhalte Bestätigung aus mir selbst heraus. • Ich bin selbstsicher und selbstständig. • Ich bin mir meiner Stärken und Kompetenzen bewusst. • Ich bin unabhängig.
6	**Cherry Plum**	• Ich bin in Gelassenheit und Ruhe in meiner Mitte und weiß mich angemessen zu verhalten. • Ich bin ausgeglichen. • Ich habe volle Kontrolle über meine Gefühle und Taten. • Ich bin zentriert in mir selbst. • Ich bin meinen Empfindungen gewachsen. • Meine Gedankenwelt ist voller Ordnung und Klarheit.
7	**Chestnut Bud**	• Ich lerne aus vergangenen Fehlern und mache es besser. • Ich habe Freude daran, Neues zu lernen. • Ich bin aufmerksam für das Hier und Jetzt. • Ich entdecke in jeder Situation die Lernerfahrung. • Meine Persönlichkeit wächst stetig weiter.
8	**Chicory**	• Ich beschenke mich selbst und meine Mitmenschen bedingungslos. • Ich spende mir Selbstliebe. • Ich bin liebenswert, so wie ich bin. • Ich gebe aus tiefster Freude. • Ich respektiere die Freiheit meiner Mitmenschen.

9	**Clematis**	• Ich bin fest in der Realität verankert. • Ich bin vollkommen im Hier und Jetzt. • Ich kann mich für das reale Leben begeistern. • Ich stehe mit meinem ganzen Körper auf dem Boden der Realität. • Ich realisiere meine Wünsche aktiv.
10	**Crab Apple**	• Ich bin in Frieden mit mir selbst und ordne meine Gedanken. • Meine Gedanken und Gefühle sind rein. • Ich nehme die Dinge so an, wie sie sind. • Ich bin perfekt in meiner Unvollkommenheit. • Ich fokussiere mich auf das, was tatsächlich wichtig ist.
11	**Elm**	• Ich übernehme Verantwortung für meine Aufgaben und blicke diesbezüglich zuversichtlich in die Zukunft. • Ich bin meinen Herausforderungen gewachsen. • Ich vertraue mir selbst, meinen Fähigkeiten und meinen Gaben. • Ich entscheide eigenständig, wie viel Verantwortung ich übernehme. • Ich entscheide eigenständig, wie viel ich leisten möchte. • Ich schätze meine Fähigkeiten realistisch ein. • Wenn ich Unterstützung brauche, erhalte ich sie.
12	**Gentian**	• Ich glaube an mich und meine Fähigkeiten. • Ich erkenne die Chance, die in einem Rückschlag liegt. • Ich bin optimistisch und zuversichtlich. • Ich vertraue dem Lauf des Lebens. • Ich kann jede Herausforderung meistern. • Ich verfolge beharrlich meine Ziele. • Ich wage mich willensstark an meine Probleme heran.

13	**Gorse**	• Ich verspüre stets Hoffnung in jeder Lebenslage. • Nach jedem Tief geht es immer wieder bergauf. • Ich vertraue darauf, dass sich mein Leben zum Besten wendet. • Ich stecke voller Lebensfreude. • Ich glaube an eine zufriedenstellende Lösung. • Ich blicke voller Optimismus auf mein Leben.
14	**Heather**	• Ich nehme an dem Leben meiner Mitmenschen Anteil und schenke ihnen meine ehrliche Hilfsbereitschaft. • Allein sein ist einfach für mich. • Ich beschenke mich selbst mit der Aufmerksamkeit und Liebe, die ich benötige. • Ich erfülle meine Bedürfnisse. • Ich bin ein guter Zuhörer. • Ich habe Interesse am Leben meiner Mitmenschen.
15	**Holly**	• Ich vertraue in die Kraft der Liebe. • Ich öffne mein Herz für alles, was ist. • Ich schenke mir selbst und meinen Mitmenschen Liebe. • Ich sprühe vor guter Laune. • Es erheitert mich, meine Liebenswürdigkeit und Großzügigkeit auszuleben.
16	**Honeysuckle**	• Ich lasse alles Vergangene los, was mich davon abhält, das Hier und Jetzt zu genießen. • Ich schließe mit der Vergangenheit ab. • Ich erlebe das Hier und Jetzt bewusst mit all meinen Sinnen. • Ich blicke nach vorn.
17	**Hornbeam**	• Ich strotze vor Lebensenergie und Tatendrang. • Ich bin mental ausgeglichen. • Ich gehe meine Aufgabe entspannt an. • Ich erledige meine Herausforderungen mit Leichtigkeit. • Ich habe Freude dabei, meine Pflichten zu erfüllen.

18	**Impatiens**	• Ich spüre eine tiefe innere Ruhe und Geduld. • Es ist ok für mich, zu warten. • Ich nutze jede Pause, die sich mir bietet, um die Gelassenheit in mir zu entdecken. • Ich lebe im Einklang mit dem Rhythmus des Lebens. • Ich zeige Verständnis für das Tempo meiner Mitmenschen. • Meine Taten sind ruhig und bedacht. • Ich entschleunige mein Leben. • Ich habe alle Zeit, die ich brauche.
19	**Larch**	• Ich kann alles schaffen. • Ich glaube daran, erfolgreich zu sein. • Ich vertraue mir und meinen Fähigkeiten. • Ich bringe meine Gaben mutig zum Einsatz. • Jeder Mensch ist einzigartig und gleich viel wert.
20	**Mimulus**	• Ich blicke mutig auf das, was mir Angst macht, und befreie mich davon. • Ich bin tapfer. • Ich betrachte mein Leben furchtlos. • Ich erkenne die Botschaft hinter der Angst. • Ich wachse über meine Angst hinaus. • Ich bin unbesiegbar.
21	**Mustard**	• Ich sehe mein inneres Licht, das niemals erlöschen kann. • Ich stecke voller Lebensfreude. • Mein Glück ist losgelöst von den aktuellen Gegebenheiten. • Nach jedem Tal folgt der Aufschwung.
22	**Oak**	• Ich verfolge meine Ziele unermüdlich und ich weiß, wann Schluss ist. • Ich akzeptiere meine Grenzen und respektiere sie. • Ich gönne mir körperlich, geistig und seelisch Pausen, wenn ich sie brauche.

		• Ich lasse den Druck entweichen. • Ich darf die Perfektion loslassen. • Ich erkenne die Schönheit in der Unvollkommenheit.
23	**Olive**	• Ich sprühe vor Kraft und Lebendigkeit. • Ich gönne mir Erholung und Regeneration. • Mit jedem Einatmen sauge ich Lebensenergie in mich auf. • Die Lebenskraft fließt durch jede meiner Zellen. • Mein Körper und Geist heilen sich unentwegt selbst. • Ich öffne mich für Regeneration und Erneuerung. • Ich bin vital und gesund.
24	**Pine**	• Ich übernehme die Verantwortung für Dinge, die zu mir gehören. Alles andere lasse ich los. • Ich gestatte mir, Fehler zu machen. • Ich liebe und akzeptiere mich so, wie ich bin. • Ich nehme all die Aspekte meiner Persönlichkeiten an. • Ich gebe zu jedem Zeitpunkt immer mein Bestes.
25	**Red Chestnut**	• Ich fühle mit meinen Liebsten mit und bleibe dabei optimistisch. • Ich vertraue darauf, dass das Leben das Beste für meine Mitmenschen bereithält. • Für meine Liebsten ist stets gesorgt. • Ich kümmere mich um mich selbst. • Meine Mitmenschen sind wohl behütet.
26	**Rock Rose**	• Ich spüre die große Stärke und Ruhe in mir. • Mutig lasse ich den Sturm über mich her fegen und bleibe selbst dabei gelassen. • Ich kann das. • Ich werde diese Situation überwinden. • Mit jedem Ausatmen lasse ich meine Angst weichen.

27	**Rock Water**	• Ich bin perfekt in meiner Unvollkommenheit als Mensch. • Ich bin nachsichtig mit mir selbst. • Ich erkenne die Schönheit in der Leichtigkeit und Ungezwungenheit. • Ich bin innerlich frei, meine Bedürfnisse zu erfüllen. • Mein Leben ist geordnet und ich bin glücklich.
28	**Scleranthus**	• Ich treffe stets die bestmögliche Entscheidung für mich und meine Mitmenschen. • Ich bin fest in meiner inneren Mitte verankert. • Ich bin gefestigt in mir selbst. • Ich folge meinem Seelenplan. • Ich treffe meine Entscheidungen aus einer inneren Gelassenheit heraus. • Ich weiß, was ich will, und lasse mich nicht von meinem Weg abbringen.
29	**Star of Bethlehem**	• Ich erhole mich vom Schmerz und orientiere mich neu. • Ich verarbeite vergangene Erlebnisse. • Ich erkenne die Entwicklungschance, die meine Erfahrungen mit sich bringen.
30	**Sweet Chestnut**	• Es gibt immer einen Ausweg, der sich mir offenbart. • Ich lasse mich von meiner Hoffnung leiten. • Ich finde neue Kraft in dem Wissen, dass auf jede Nacht die Morgendämmerung folgt. • Ich vertraue in die Führung meiner Seele.
31	**Vervain**	• Ich verkörpere meine Werte und nehme meine Mitmenschen bedingungslos an. • Ich schätze mich und meine Ideale realistisch ein. • Ich erkenne meine Seelenmission. • Ich lasse alles los, was mich an einem entspannten und gelassenen Leben hindert. • Ich öffne mich für die Ansichten meiner Mitmenschen. • Ich engagiere mich für das Gute.

32	**Vine**	• Mit Verständnis und Rücksicht führe ich meine Mitmenschen. • Ich bringe meinem Umfeld Respekt entgegen. • Ich schätze den Charakter, die Meinungen und die Leistung meiner Mitmenschen wert. • Ich betrachte mein soziales Netzwerk mit Empathie. • Ich bin ein Teil der Gemeinschaft. • Ich bin kompromissbereit. • Ich bringe mein Herz mit in die Führung ein. • Ich fordere meine Mitmenschen, indem ich sie fördere. • Ich handle zum Wohl aller. • Ich bin mir meiner inneren Stärke bewusst.
33	**Walnut**	• Ich bin in Frieden mit der Veränderung und betrachte den Neubeginn als Chance der Selbstverwirklichung. • Ich bleibe offen für das, was das Leben für mich bereithält. • Ich bin selbstsicher und standhaft. • Ich bleibe mir selbst treu. • Ich erfülle meine Träume unabhängig von der Meinung anderer.
34	**Water Violet**	• Ich trete meinen Mitmenschen offen und herzlich entgegen. • Ich lasse meine Mitmenschen an meiner inneren Welt teilhaben. • Ich genieße körperliche Nähe zu meinen Liebsten. • Ich bin aufgeschlossen. • Ich integriere mich auf eine harmonische und natürliche Weise in mein soziales Umfeld.
35	**White Chestnut**	• Ich habe vollkommene Kontrolle über meine Gedankenwelt. • In tiefer innerer Ruhe ordne ich meine Gedanken und Gefühle. • Ich lasse Gedanken los, die mir nicht mehr dienlich sind.

		• Ich lasse die Stimme meiner Intuition zu Wort kommen. • Ich vertraue meinem Bauchgefühl und höre auf mein Herz. • Mein Geist ist ruhig und klar. • Ich nutze meine Gedankenwelt für mehr Bewusstsein und Glück.
36	**Wild Oat**	• Ich erfülle meine Bestimmung mit Hingabe und Dankbarkeit. • Ich bin erfüllt von der Selbstverwirklichung. • Ich erfülle den Auftrag meiner Seele. • Ich verfolge mein Lebensziel. • Ich nutze meine Gaben und Talente. • Ich weiß, wer ich bin, was ich will und was ich kann.
37	**Wild Rose**	• Ich sprühe vor Lebensfreude. • Ich gestalte mein Leben aktiv selbst und nutze die Chancen, die sich mir bieten. • Ich stecke voller Vitalität und Motivation. • Ich folge ambitioniert meinen Träumen. • Ich erkenne die Wunder meines Lebens. • Ich erfreue mich an den kleinen und großen Abenteuern, die ich erleben darf.
38	**Willow**	• Ich bin in Frieden mit mir selbst und übernehme Verantwortung für meine Gedanken, Gefühle, Worte und Taten. • Ich bin der Schöpfer meines Lebens. • Ich trage aktiv zu meinem Glück und meiner Zufriedenheit bei. • Ich habe mein Glück selbst in der Hand. • Ich entscheide mich für Lebensfreude und Optimismus. • Ich bin meines eigenen Glückes Schmied. • Ich bin dankbar für die vielen schönen und guten Dinge in meinem Leben. • Ich vergebe und versöhne mich mit mir selbst und meinen Mitmenschen.
39	**Rescue**	• Ich bin sicher im Hier und Jetzt verankert.

IX Symptome von A–Z: Das Register zum Nachschlagen

A: Von Abgrenzung bis Autoaggressionserkrankungen

Symptom	Bachblüte
Abgrenzung, fehlende	Red Chestnut
Abhängigkeit	Cerato
Ablehnung	Beech
Ablenkung	Agrimony Scleranthus White Chestnut
Abmagerung	Centaury
Abwesenheit, geistige	Clematis
Adipositas	Cherry Plum Chestnut Bud Chicory Heather Impatiens Walnut
Aggression	Holly Vine
Akne	Crab Apple Heather Larch
Akzeptanz, fehlende	Agrimony
Allergie	Crab Apple Gentian Vine
Alpträume	Aspen Star of Bethlehem
Anämie	Clematis Elm Hornbeam Larch Mimulus
Angst	Water Violet Aspen
Angst vor Konfrontationen	Agrimony
Angst vor Veränderung	Walnut
Angst vor Verunreinigung, Bakterien und Viren	Crab Apple

Angst, akute	Rock Rose
Angst, definierbar	Mimulus
Ängste, übertriebene	Red Chestnut
Annahme, fehlende	Agrimony
Anspannung	Impatiens Vervain
Anspruchslosigkeit, vermeintliche	Larch
Antriebslosigkeit	Gorse Hornbeam Wild Rose
Apathie	Mustard Scleranthus Wild Rose Crab Apple
Appetitlosigkeit	Mimulus
Arbeitsunlust	Hornbeam
Arroganz	Beech Water Violet
Askese	Rock Water
Asthma	Chicory Honeysuckle Rock Rose Vine
Atembeschwerden	Gorse Pine Red Chestnut Star of Bethlehem
Aufbrausend	Impatiens
Auffassungsvermögen, geringes	Chestnut Bud
Aufgabe	Gorse Wild Rose
Aufopferung	Chicory Vervain
Augenprobleme	Vervain
Ausdruckslosigkeit	Wild Rose
Ausnutzung	Centaury
Ausweglosigkeit	Gorse Sweet Chestnut
Autoaggressionserkrankungen	Pine Gentian Crab Apple

B: Von Bauchspeicheldrüsenproblemen bis Burn-out

Symptom	**Bachblüte**
Bauchspeicheldrüsenprobleme	Honeysuckle Rock Water Star of Bethlehem
Bedauern	Honeysuckle
Bedürftigkeit	Heather
Beeinflussbarkeit	Walnut
Befürchtungen, unerklärliche	Aspen
Begeisterung, übermäßige	Vervain
Beleidigung	Holly
Bescheidenheit, falsche	Larch
Besessenheit	Vervain
Besitzergreifend	Chicory
Bevormundung	Centaury
Blasenbeschwerden	Impatiens Walnut Wild Oat
Blutdruck, niedriger	Chestnut Bud
	Clematis Gorse Hornbeam Mimulus Olive Scleranthus Star of Bethlehem Wild Rose
Bluthochdruck	Cherry Plum Impatiens Oak Red Chestnut Rock Water Scleranthus Star of Bethlehem Vervain Vine
Bronchitis	Chicory
Bulimie	Cherry Plum
Burn-out	Hornbeam Olive

C: Cholerische Anfälle

Symptom	Bachblüte
Cholerische Anfälle	Holly

D: Von Dahinvegetieren bis schwaches Durchhaltevermögen

Symptom	Bachblüte
Dahinvegetieren	Wild Rose
Darmbeschwerden	Honeysuckle Hornbeam Larch Pine Rock Rose Rock Water Scleranthus Star of Bethlehem Willow
Depression	Chicory Gentian Sweet Chestnut Wild Rose
Depression, grundlose	Mustard
Destruktivität	Holly
Detailfixierung	Crab Apple
Dickköpfigkeit	Oak
Diskriminierung	Beech
Distanzierung, soziale	Beech Water Violet
Disziplin, überzogene	Rock Water
Dogmen	Rock Water
Dominanz	Vine
Drogensucht	Honeysuckle Rock Rose
Dünnhäutigkeit	Aspen Mimulus
Durchblutungsstörung	Clematis Water Violet
Durchfall	Crab Apple Impatiens Mimulus Scleranthus
Durchhaltevermögen, schwaches	Gentian

E: Von Egoismus bis Essstörungen

Symptom	Bachblüte
Egoismus, übertriebener	Heather Vine
Eifersucht	Holly
Eigenbrötlerei	Water Violet
Eile	Impatiens
Einmischung	Chicory Red Chestnut
Einsamkeit	Beech Heather Impatiens Sweet Chestnut Water Violet
Einzelgänger	Water Violet
Ekel	Crab Apple
Ekzem	Crab Apple
Empathielosigkeit	Vine
Empfindlichkeit gegenüber äußeren Einflüssen und Vorstellungen	Agrimony Mimulus
Engstirnigkeit	Vine
Entmutigung	Gentian
Entscheidungsschwäche	Scleranthus Wild Oat
Entsetzen	Rock Rose
Enttäuschung	Gentian Wild Oat Willow
Entzündung	Crab Apple Heather Holly
Erdung, mangelnde	Clematis
Erkältungsbeschwerden	Hornbeam Olive
Erröten	Mimulus
Erschöpfung	Centaury Oak Sweet Chestnut Vervain Walnut
Erschöpfung, geistige	Hornbeam Olive
Erschöpfung, körperliche	Olive
Erwartungshaltung	Chicory Elm Pine
Essstörungen	Rock Water

F: Von Fanatismus bis Furcht

Symptom	Bachblüte
Fanatismus	Vervain
Fehlern, Wiederholung von	Chestnut Bud
feuchte Hände	Mimulus
Flexibilität, mangelnde	Walnut
Fremdbestimmung	Centaury
Frieren	Water Violet
Frustration	Gentian
	Wild Oat Willow
Furcht	Aspen

G: Von Gallenblasenproblemen bis Grübeln

Symptom	Bachblüte
Gallenblasenprobleme	Mustard Rock Water Vervain Vine
Gastritis	Impatiens
Gedankenkarussell	White Chestnut
Gedankenkreisen, zwanghaftes	White Chestnut
Gefühle verbergen	Agrimony
Gefühlsausbrüche	Cherry Plum
Gefühlslosigkeit	Wild Rose Vine
Gefühlslosigkeit in den Extremitäten	Star of Bethlehem
Gehorsam, blinder	Centaury
Gelenkbeschwerden	Oak Vine
Geltungssucht	Heather
Geschwüre	Holly
Gewalt	Cherry Plum
Gewaltbereitschaft	Vine
Gicht	Vine
Glaube, fehlender	Gorse
Gleichgewichtsstörungen	Scleranthus Walnut
Gleichgültigkeit	Wild Rose
Groll	Holly Willow
Grübeln	White Chestnut

H: Von Halsbeschwerden bis Hypochondrie

Symptom	Bachblüte
Halsbeschwerden	Vervain
Handlungsunfähigkeit	Rock Rose
Hartherzigkeit	Holly
Hass	Holly
Hauterkrankungen	Centaury Impatiens Larch Red Chestnut Water Violet Willow
Heimweh	Honeysuckle
Hektik	Impatiens
Hemmungen, soziale	Water Violet
Herpes	Crab Apple
Herrschsucht	Vine
Herzbeschwerden	Aspen Cerato Chicory Gorse Holly Impatiens Mimulus Olive Pine Red Chestnut Rock Rose Star of Bethlehem Sweet Chestnut Vine
Herzinfarkt	Oak Rock Rose Sweet Chestnut
Herzklopfen	Aspen
Hoffnungslosigkeit	Gentian Gorse Mustard Sweet Chestnut
Hörprobleme	Clematis
Hüftbeschwerden	Scleranthus
Hyperaktivität	Vervain
Hypochondrie	Crab Apple

I: Von Ichbezogenheit bis Isolation

Symptom	Bachblüte
Ichbezogenheit	Heather
Illusion	Agrimony Clematis
Immunschwäche	Centaury Cerato Clematis Gentian Hornbeam Larch Mimulus Mustard Olive Star of Bethlehem
Impulsivität	Vervain
Infektion	Crab Apple Elm Oak Olive Walnut Wild Oat
Initiativlosigkeit	Wild Rose
Inkonsequenz	Wild Oat
Interessenlosigkeit	Mustard
Intoleranz	Beech Vervain
Isolation, soziale	Beech Water Violet

J: Von Jammern bis Juckreiz

Symptom	Bachblüte
Jammern	Willow
Ja-Sager	Centaury
Juckreiz	Crab Apple Impatiens Mimulus

K: Von Kapitulation bis Kurzzeitgedächtnis

Symptom	Bachblüte
Kapitulation, innere	Wild Rose
Klagen	Willow
Klarheit, mangelnde	Wild Oat
Kleinlichkeit	Crab Apple
Kleinmut	Mimulus
Kommunikationsfähigkeit, mangelnde	Water Violet
Kompromisslosigkeit	Oak
Kontrollsucht	Agrimony
Kontrollverlust über Gedanken	White Chestnut
Konzentrationsschwäche	Chestnut Bud Scleranthus White Chestnut
Kopfschmerzen	Cerato Heather Hornbeam Pine Red Chestnut Scleranthus Vervain Water Violet White Chestnut
Körperbau, zierlicher	Mimulus
Körperhaltung, gebeugte	Larch
Kraftlosigkeit	Hornbeam Mustard
Krankheitsanfälligkeit	Mimulus
Krebs	Centaury Gentian Gorse Hornbeam Mustard Pine Star of Bethlehem Wild Oat
Kreislaufkollaps	Oak Rock Rose
Kreislaufprobleme	Red Chestnut
Kritiksucht	Beech Chicory
Kritikunfähigkeit	Vine
Kummer	Star of Bethlehem
Kurzzeitgedächtnis, mangelndes	Honeysuckle

L: Von Lähmungserscheinungen bis Lustlosigkeit

Symptom	Bachblüte
Lähmungserscheinungen	Mustard
Langeweile	Hornbeam Wild Oat
Launenhaftigkeit	Scleranthus
Leberprobleme	Gentian Holly Mustard Rock Water Vervain Vine
Leid	Star of Bethlehem Sweet Chestnut
Leistungsdruck	Oak Olive
Lernschwäche	Chestnut Bud
Lieblosigkeit	Holly
Lungenbeschwerden	Centaury Honeysuckle Red Chestnut Walnut Willow
Lustlosigkeit	Gorse Hornbeam

M: Von Machthunger bis Mutlosigkeit

Symptom	Bachblüte
Machthunger	Vine
Machtmissbrauch	Vine
Magenbeschwerden	Centaury Cherry Plum Chicory Clematis Elm Heather Larch Oak Pine Red Chestnut Rock Rose Willow
Mangelzustände, körperliche	Honeysuckle
Manipulation	Centaury Chicory
Maßlosigkeit	Vervain
Melancholie	Gentian Mustard
Menstruationsbeschwerden	Agrimony Cherry Plum Mustard Oak Rock Water Vervain
Migräne	Cherry Plum Chicory Heather Impatiens Pine Vervain
Minderwertigkeitskomplexe	Heather Larch
Missionarismus	Vervain
Misstrauen	Holly
Mitleid, übertriebenes	Red Chestnut
Müdigkeit	Hornbeam Olive Wild Oat
Muskelzuckungen	Impatiens
Mutlosigkeit	Elm Gentian Larch Mustard Pine

N: Von Nackenproblemen bis Nostalgie

Symptom	Bachblüte
Nackenprobleme	Pine
Nägelkauen	Agrimony
Nähe-Distanz-Problem	Water Violet
Neid	Holly
Nervenstörungen	Gentian Heather Scleranthus Star of Bethlehem White Chestnut Wild Oat
Nervosität	Agrimony Impatiens Mimulus Vervain
Neurodermitis	Crab Apple Impatiens Walnut
Nicht-Loslassen-Können	Honeysuckle
Niedergeschlagenheit	Gentian Oak
Nierenprobleme	Mimulus Red Chestnut Star of Bethlehem Water Violet Wild Rose
Nostalgie	Honeysuckle

O: Von Ohnmacht bis Osteoporose

Symptom	Bachblüte
Ohnmacht	Mustard
Opfermentalität	Willow
Ordnungszwang	Crab Apple
Osteoporose	Centaury Larch

P: Von Panik bis Phobien

Symptom	Bachblüte
Panik, akute	Rock Rose
Pedanterie	Crab Apple
Perfektionismus	Beech Rock Water Vervain
Pessimismus	Gentian
Pflichtgefühl, überzogenes	Oak
Phlegma	Wild Rose
Phobien	Mimulus

R: Von Rastlosigkeit bis Ruhelosigkeit

Symptom	Bachblüte
Rastlosigkeit	Wild Oat
Ratlosigkeit	Cerato
Realitätsflucht	Clematis White Chestnut
Rechthaberei	Vine
Reinlichkeitsfanatismus	Crab Apple
Reizbarkeit	Holly Impatiens Vervain
Reizhusten	Holly
Reserviertheit	Water Violet
Resignation	Wild Rose
Respektlosigkeit	Vine
Rheuma	Vine
Richtungslosigkeit	Wild Oat
Rückenbeschwerden	Aspen Centaury Elm Gorse Heather Larch Mimulus Oak Pine Scleranthus Water Violet
Rücksichtslosigkeit	Vine
Ruhelosigkeit	Agrimony

S: Von Scham bis Suchtprobleme

Symptom	Bachblüte
Scham	Crab Apple
Scheu	Mimulus
Schilddrüsenprobleme	Clematis Gorse Oak Vervain Vine
Schlaflosigkeit	Agrimony Aspen Hornbeam Olive Star of Bethlehem Vervain White Chestnut Wild Rose
Schlechtes Gewissen	Pine
Schmerz	Sweet Chestnut Holly Rock Rose
Schmerz, seelischer	Star of Bethlehem
Schmollen	Willow
Schock	Rock Rose Star of Bethlehem
Schubladendenken	Vine
Schüchternheit	Larch Mimulus Water Violet
Schuldgefühle	Pine
Schuppenflechte	Crab Apple
Schutzlosigkeit	Sweet Chestnut
Schweißausbrüche	Aspen
Schwermut, grundlos	Mustard
Schwindel	Rock Rose
Sehnsucht	Honeysuckle
Sehprobleme	Clematis
Selbstaufopferung	Rock Water
Selbstausbeutung	Oak Rock Water
Selbstbehauptung	Vine
Selbstbeherrschung, fehlende	Cherry Plum
Selbstbemitleidung	Chicory

	Willow
Selbstbewusstsein, fehlendes	Larch
Selbstgespräche	White Chestnut
Selbsthass	Crab Apple
Selbstkontrolle, fehlende	Cherry Plum
Selbstkritik	Larch
Selbstverleugnung	Rock Water
Selbstvertrauen, fehlendes	Cerato Elm Larch
Selbstverurteilung	Rock Water
Selbstvorwürfe	Pine
Sensibilität	Aspen
	Mimulus
Sexualbeschwerden	Olive Pine
sich verstellen	Agrimony
Sinnlosigkeit	Wild Oat Wild Rose
Skepsis	Gentian
Sprunghaftigkeit	Scleranthus
Stagnation und Stillstand	Honeysuckle
Standfestigkeit, mangelnde	Scleranthus Walnut
Starrheit	Rock Water
Steifheits- und Taubheitsgefühle	Wild Rose
Stimmungsschwankungen	Scleranthus
Stoffwechselstörungen	Hornbeam Wild Rose
Stolz	Rock Water Water Violet
Stottern	Larch Mimulus
Strenge	Vine
Stress	Impatiens Oak
Sturheit	Oak
Suche nach dem Sinn im Leben	Wild Oat
Suche nach der Bestimmung im Leben	Wild Oat
Suchtprobleme	Agrimony

T: Von Tagträumereien bis Tyrannei

Symptom	Bachblüte
Tagträumereien	Clematis
Teilnahmslosigkeit	Wild Rose
Todesangst	Rock Rose
Trauer	Honeysuckle Star of Bethlehem
Trauer, grundlos	Mustard
Trauma, unverarbeitetes	Star of Bethlehem
Trostlosigkeit	Mustard
Trübsinn, grundlos	Mustard
Tyrannei	Vine

U: Von Überaktivität bis fehlendes Urteilsvermögen

Symptom	Bachblüte
Überaktivität, geistige	White Chestnut
Überanstrengung	Impatiens
Überbesorgnis	Red Chestnut
Übereifer	Vervain
Überempfindlichkeit	Mimulus
Überforderung	Elm Hornbeam Olive
Überfürsorglichkeit	Chicory
Übergewicht	Chestnut Bud
Überheblichkeit	Vine Water Violet
Überlastung	Elm
Überlegenheitsgefühl	Water Violet
Übertreibung	Vervain
Unachtsamkeit	Clematis
Unaufmerksamkeit	Clematis
Unausgeglichenheit, mentale	Scleranthus
Unberechenbarkeit	Scleranthus
Unbestimmtheit	Wild Oat

Undankbarkeit	Willow
Unentschlossenheit	Scleranthus Wild Oat
Unerfülltheit	Wild Oat
Ungeduld	Impatiens
ungutes Gefühl	Aspen
Unnachgiebigkeit	Oak
Unordnung	Clematis
Unreinheit	Crab Apple
Unruhe	Impatiens
Unsicherheit	Cerato Elm Walnut Water Violet Wild Oat
Unterdrückung	Vine
Unterdrückung der Emotionen	Agrimony
Unterwürfigkeit	Centaury
Unterzuckerung	Honeysuckle
Untröstlichkeit	Star of Bethlehem
Unversöhnlichkeit	Honeysuckle
Unverständnis	Impatiens
Unzufriedenheit	Holly Wild Rose
Unzulänglichkeit	Larch
Unzuverlässigkeit	Clematis Scleranthus
Urteilsvermögen, fehlendes	Cerato

V: Von Verausgabung bis Vortäuschung

Symptom	Bachblüte
Verausgabung	Oak Sweet Chestnut
Verbissenheit	Oak
Verbitterung	Wild Rose Willow
Verdauungsstörungen	Aspen Chestnut Bud Olive
Verdrängung	Agrimony Cherry Plum Chestnut Bud Rock Water Scleranthus Star of Bethlehem
Vergangenheitsbezug	Honeysuckle
Vergesslichkeit	Scleranthus
Verlust	Honeysuckle
Verlustangst	Heather
Vermeidung	Star of Bethlehem
Vermeidung von Konflikten	Agrimony Beech Larch
Versagensangst	Elm Gentian Larch
Verspannungen	Agrimony Aspen Chicory Elm Cerato Larch Oak Red Chestnut Rock Water Vervain Vine Water Violet White Chestnut
Verstand verlieren	Cherry Plum
Verstopfung	Agrimony Chicory Crab Apple Rock Water Scleranthus Water Violet
Vertrauensverlust	Gorse
Verträumt	Clematis
Verurteilungen	Beech
Verzweiflung	Gorse Sweet Chestnut Wild Rose
Vitalität, mangelnde	Clematis
Vorahnung	Aspen
Vortäuschung	Agrimony

W: Von Wankelmut bis Wut

Symptom	**Bachblüte**
Wankelmut	Walnut
Wassereinlagerungen	Wild Rose
Willensschwäche	Centaury Gentian
Wirbelsäulenbeschwerden	Centaury Larch Oak
Wut	Wild Rose

Z: Von Zaghaftigkeit bis Zweifel

Symptom	**Bachblüte**
Zaghaftigkeit	Larch Mimulus
Zähneknirschen	Agrimony Cherry Plum Oak White Chestnut Willow
Zahnprobleme	Elm Walnut
zartbesaitet	Aspen
Zeitdruck	Impatiens Olive
Zerrissenheit, innere	Scleranthus
Zerstreuung	Chestnut Bud Clematis
Ziellosigkeit	Wild Oat
Zittern	Aspen Impatiens
Zögern	Walnut
Zorn	Holly
Zurückhaltung	Mimulus Water Violet
Zusammenbruch	Rock Rose Sweet Chestnut
Zuversicht, fehlende	Gorse
Zweifel	Cerato Gentian Walnut

Quellen und weiterführende Literatur

- Krämer, D. und Heimann, H. (2003): Neue Therapien mit Bach-Blüthen, ätherischen Ölen, Edelsteinen, Farben, Klängen, Metallen. G. Reichel Verlag. Weilersbach.
- Marbach, E. (2013): Bachblüten. Heilende Energie für die Seele. Eva Marbach Verlag. Breisach.
- Scheffer, M. (2011): Die Original Bachblütentherapie. Das gesamte theoretische und praktische Bachblüten-Wissen. Südwest Verlag. München.
- Scheffner, M. (2000): Praxis der Original Bach-Blütentherapie. Das Material zur praktischen Anwendung. Verlag Irsiana.